어르신을 위한 인지 능력 향상 워크북

아이 두 腦 -

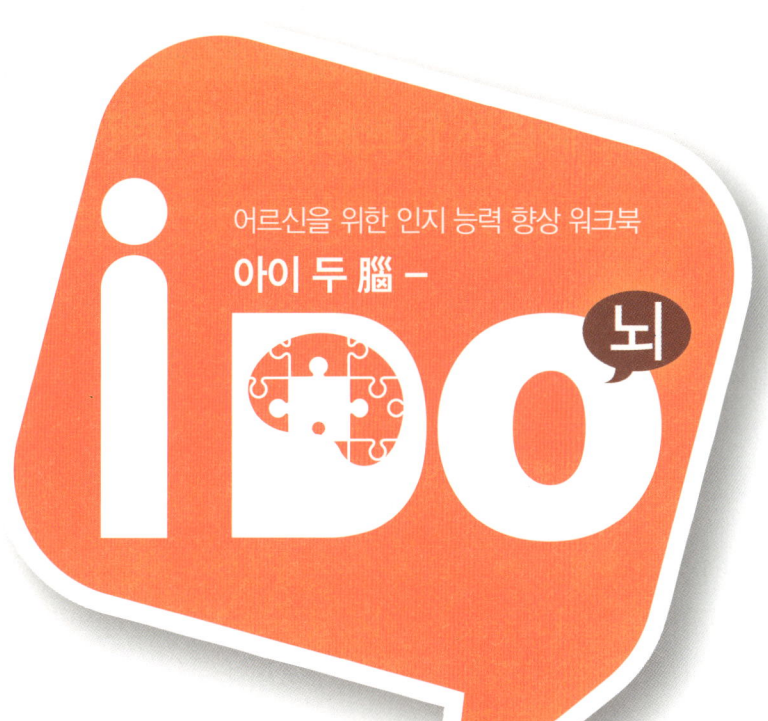

"이야기와 함께하는 시니어 두뇌훈련"

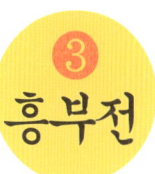
흥부전

기탄출판

머리말

　노인 시설에 방문해 보면 우두커니 허공을 바라보고 계신 어르신들을 쉽게 만날 수 있습니다. 강사가 진행하는 일주일에 단 몇 시간의 프로그램으로는 어르신들이 매일매일 구체적으로 활용하기에 부족함이 많습니다. 실제로 많은 관계자들이 체계적이고 전문적인 프로그램이 필요하다고 생각하고 있습니다.

　시설에 계신 어르신들의 인지 능력에 맞는 매일 학습 프로그램을 고민하던 중, 현장에서 실제로 활용했던 전통 놀이 프로그램 가운데 옛이야기를 중심으로 한 인지 활동 프로그램을 워크북 형태로 구성하게 되었습니다. 기억은 희미하지만 오랜 세월에 걸쳐 익숙해진 〈흥부전〉과 같은 옛이야기는 인지 활동을 하는 데에 적합하기 때문입니다.

　이 책은 치매를 겪고 계신 어르신의 특성과 상황에 맞춘 다양하고 체계적인 활동들로 구성되었습니다. 이는 어르신의 인지 기능을 유지하고 향상하도록 도울 것입니다. 그동안 수준에 맞지 않는 어려운 학습지를 접하며 절망감을 느껴야 했던 어르신부터, 유아용 학습지를 사용할 수밖에 없어서 흥미를 느끼지 못했던 어르신까지, 이 책을 통해 색다른 재미를 맛보게 될 것입니다.

　또한 이 책은 옛이야기의 흐름에 따라 그림을 한 장 한 장 색칠하고 문제를 풀어 보도록 구성되었습니다. 이러한 활동은 치매 증상을 겪고 계신 어르신이 희미해진 기억을 떠올리는 데에 도움을 줄 것입니다. 그리고 두뇌 활동을 활발하게 함으로써, 인지 사고 기능을 유지하고 향상시키는 데에 자극 매개가 될 것입니다.

　뿐만 아니라 이와 같은 인지 활동 프로그램을 꾸준히 진행하는 것은 정서적인 안정감과 만족감을 얻고 의사소통을 원활하게 하는 데에 큰 도움이 됩니다.

　〈춘향전〉, 〈심청전〉, 〈흥부전〉을 비롯하여 다양한 옛이야기들로 시리즈를 구성해 나갈 계획입니다. 그리고 어르신의 상태에 따라 경도 인지 기능 감퇴와 중등도 인지 기능 감퇴에 따른 프로그램도 분류하여 진행할 예정입니다.

　이 프로그램이 치매를 겪고 계신 어르신과 가족들, 그리고 현장에서 애쓰시는 각 기관의 관계자 분들에게 쉽고 재미있게 활용할 수 있는 안내서가 되었으면 하는 간절한 바람입니다. 무엇보다 치매 어르신들이 행복한 삶을 영위하시는 데에 작은 도움이 되었으면 합니다.

저자 신혜원

〈흥부전〉 줄거리

경상도와 전라도가 맞닿은 어느 마을에 한 형제가 살았는데 놀부는 형이요, 흥부는 동생이었습니다. 한 부모에게서 났지만 생김새도 딴판이었고 성품은 달라도 너무 달랐습니다. 동생 흥부는 부모에게 효도하고 어른을 공경하며 형제를 사랑으로 대했지만, 형 놀부는 욕심이 많고 심술보가 달려 있어 마음 씀씀이가 고약했습니다.

부모님이 돌아가시자 놀부는 재산을 독차지하고 흥부네 식구를 쫓아냈습니다. 쫓겨난 흥부네 식구들은 동네 어귀에 빈집을 찾아 살게 되었습니다. 아들딸을 아홉이나 낳은 흥부 내외는 몸이 부서져라 일을 해도 먹고살기가 힘들었습니다. 온 식구가 굶기를 밥 먹듯 하였고 아이들은 배고파 울었습니다. 그사이 놀부는 더 부자가 되었고 곳간에는 곡식과 금은보화가 그득하였습니다. 흥부가 집으로 찾아와 양식을 청하자 놀부는 몽둥이찜질을 하였고, 심술이 더 고약한 놀부 아내는 밥주걱으로 흥부의 뺨을 후려쳐 내쫓았습니다.

봄이 되자 흥부네 집 처마에 제비 한 쌍이 날아들더니, 집을 짓고 알을 낳아 새끼를 쳤습니다. 그러던 어느 날 흥부는 큰 구렁이가 제비 새끼들을 잡아먹는 것을 보고, 구렁이를 쫓아내고 겨우 한 마리를 구했지만 제비의 발목이 똑 부러지고 말았습니다. 흥부는 명태 껍질과 명주실을 구해다가 부러진 다리를 잘 치료해 주었습니다.

가을이 되어 제비가 강남으로 돌아가 제비 왕에게 사연을 이야기하자, 제비 왕은 박씨 하나를 흥부에게 갖다주어 은혜를 갚으라 했습니다. 이듬해 봄이 되어 제비는 흥부 앞에 박씨를 떨어뜨려 주었고, 흥부가 뒤뜰 볕 잘 드는 곳에 박씨를 심으니 순이 나고 넝쿨이 되어 쭉쭉 뻗어 나가 커다란 박 세 통이 열렸습니다.

박이 어찌나 큰지 흥부 내외는 마주 서서 노래를 하며 톱질을 했습니다. 박을 쪼개니 그 안에서 쌀과 돈궤, 갖가지 금은보화와 귀한 약재와 색색의 비단이 끝없이 나오고, 사람들이 몰려나와 대궐 같은 기와집 수백 간을 지어 냈습니다. 그렇게 흥부는 하루아침에 남부럽지 않은 부자가 되었습니다.

한편 부자가 된 흥부의 소문을 들은 놀부는 그길로 흥부네 집을 찾아가 부자가 된 사연을 듣고, 일부러 제비 다리를 똑 부러뜨린 뒤 제비 다리에 민어 껍질을 감아 주었습니다. 강남으로 돌아간 제비가 놀부의 일을 제비 왕에게 고하자 제비 왕은 크게 노여워하며 박씨 하나를 놀부에게 갖다주라고 했습니다.

이듬해 봄 놀부가 박씨를 받아 심자 커다란 박이 여섯 통 열렸고, 놀부는 일꾼을 불러다가 톱질을 했습니다. 그런데 박이 열릴 때마다 빚 받으러 온 노인, 집 안에 묘를 쓰려는 상제, 전국의 거지 떼와 사당패들이 나와 놀부의 재산을 빼앗아 돌아갔고 놀부는 알거지가 되었습니다.

이 소식을 듣고 달려온 흥부에게 놀부는 지난날의 용서를 빌었습니다. 흥부는 형을 따뜻하게 위로하며 재산의 절반을 나눠 주었습니다. 이후로 흥부 놀부 형제는 한평생 정답게 잘 살았습니다.

이 책에 대하여

○ 대상

가정 또는 시설에서 돌봄을 받는 경도~중등도 치매 어르신들을 대상으로 하였습니다. 중증 환자라도 이야기를 이해할 수 있거나 의사소통이 가능한 경우 참여할 수 있습니다.

○ 진행 요령
- **수용합니다** – 인지 기능이 떨어지고 문제 행동이 있는 상태 그대로를 인정하고 좋아한다는 메시지를 보냅니다. 지적하거나 주의를 주지 말고 수용하는 태도로 친밀감을 형성합니다.
- **공감합니다** – 눈을 맞추며 이야기를 들어 줍니다. 맞지 않는 이야기를 할 때에도 일단 공감하는 반응과 표현으로 자신이 받아들여졌음을 알게 합니다.
- **칭찬합니다** – 자랑스러워하는 부분을 칭찬하면 환자의 마음을 여는 데에 큰 도움이 됩니다. 칭찬할 거리를 찾아서 칭찬하면 치료자를 내 편으로 인정하여 참여도가 높아집니다.

○ 활용 방법
- 하루에 두 페이지, 매일 30~40분씩 꾸준히 진행합니다.
- 매일 활동을 시작할 때 날짜와 이름을 써 봅니다. 날짜와 이름을 기억하지 못하거나 글씨를 쓰지 못하는 경우, 큰 소리로 말해 보도록 도와 드리고 자존심이 상하지 않도록 조심스럽게 써 드립니다.
- 이 책을 시작할 때 전체의 줄거리를 쉽고 재미있게 들려 드립니다. 시청각 도구를 활용하면 집중도가 높아지고 흥미가 유발되어 참여도를 높일 수 있습니다.
- 매일매일 바로 전날의 활동 내용을 되새기며 이야기의 흐름을 연결시켜 봅니다. 이야기의 반복적인 경험은 어르신이 안심할 수 있는 환경을 제공하고, 그날의 활동을 재미있게 풀어 나갈 수 있는 자극이 됩니다.
- 문제를 풀 때는 서두르지 않고, 어르신이 스스로 천천히 풀어 가도록 도와 드림으로써 만족감과 성취감을 느낄 수 있도록 합니다.
- 한 권을 마친 뒤에는 처음부터 그림들을 훑어보며 이야기를 다시 한 번 만들어 보도록 합니다.

색칠하기 활동 tip!
- 색칠하기를 망설이는 분들은 옆에서 자극을 주며 도와 드리고, 중간에 포기하려는 분들은 지속적인 칭찬을 하여 끝까지 완성하도록 합니다.
- 색칠이 선 밖으로 삐져나오는 것에 대해 지나치게 신경 쓰거나 불안해하지 않도록 합니다.
- 밑그림이 잘 보이지 않아 선을 무시하고 칠하는 경우, 선을 두껍게 표시해 드립니다.
- 처음 고른 한 가지 색으로 전체를 칠하는 경우, 다양한 색을 사용하도록 권해 드립니다.

✏️ 〈흥부전〉에 나오는 형제의 이름을 말해 보세요. 그리고 아래의 글자를 예쁘게 색칠해 보세요.

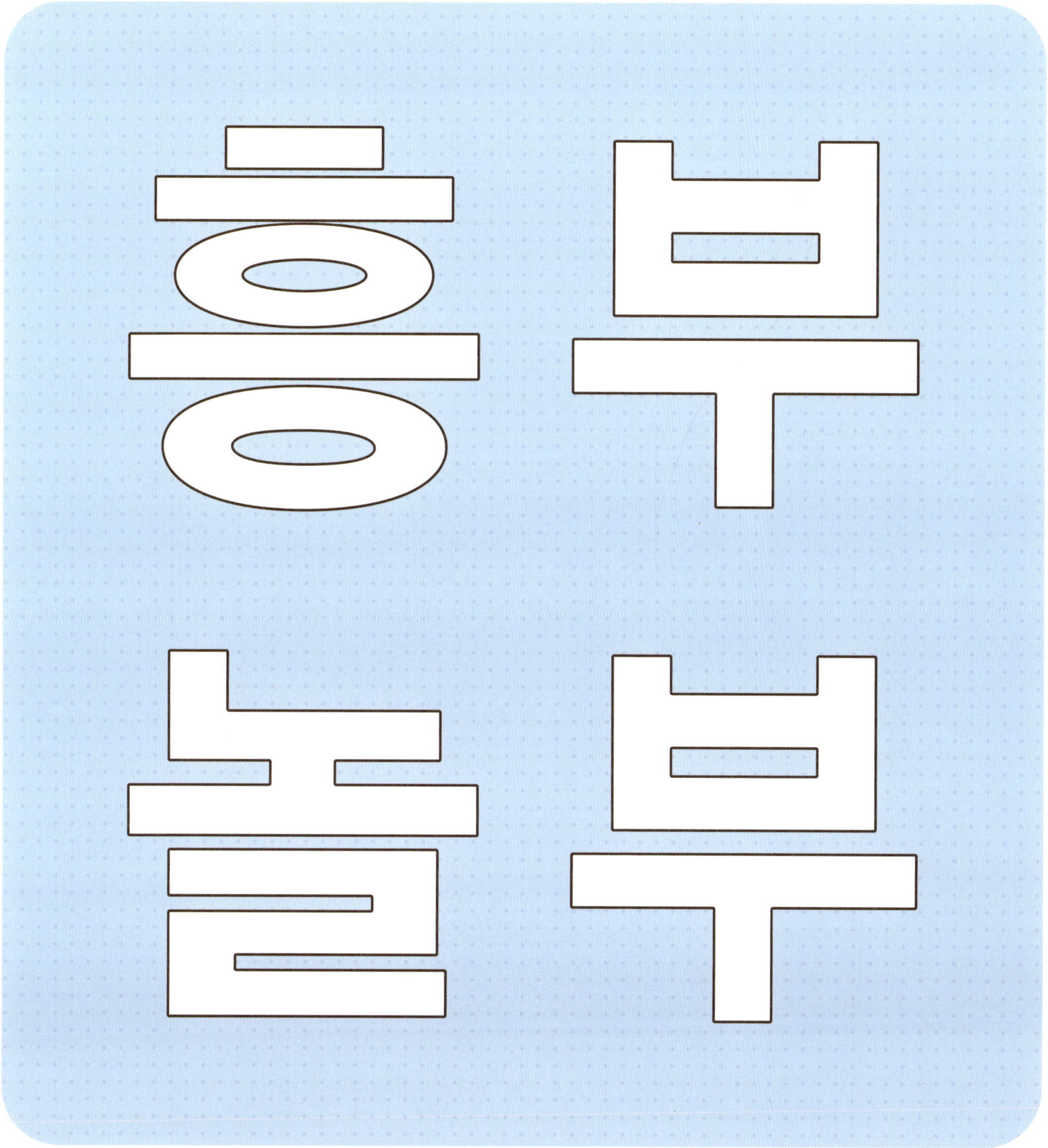

흥부

놀부

✏️ 아래의 이야기를 읽고 '흥부'라는 글자가 나오면 '흥' 막대를 들고, '놀부'라는 글자가 나오면 '놀' 막대를 들어 보세요.

(※61쪽의 부록으로 '흥'과 '놀' 막대를 만들어 사용하세요.)

> 옛날 어느 마을에 **흥부**와 **놀부**라는
> 형제가 살고 있었습니다.
> **놀부**는 형이요, **흥부**는 동생이었습니다.
> **놀부**와 **흥부**는 같은 부모에게서 태어났지만
> 성격도 딴판, 생김새도 딴판이었습니다.
> **흥부**는 오장육부지만 **놀부**는 심술보가
> 하나 더 있어서 오장칠부였습니다.

✏️ '흥부'라는 글자가 몇 번 나오는지 빈칸에 써 보세요. _____ 번

✏️ '놀부'라는 글자가 몇 번 나오는지 빈칸에 써 보세요. _____ 번

　　　　　　　　년　　　　월　　　　일　　요일 이름

✏️ 착한 흥부의 모습을 색칠해 보세요.

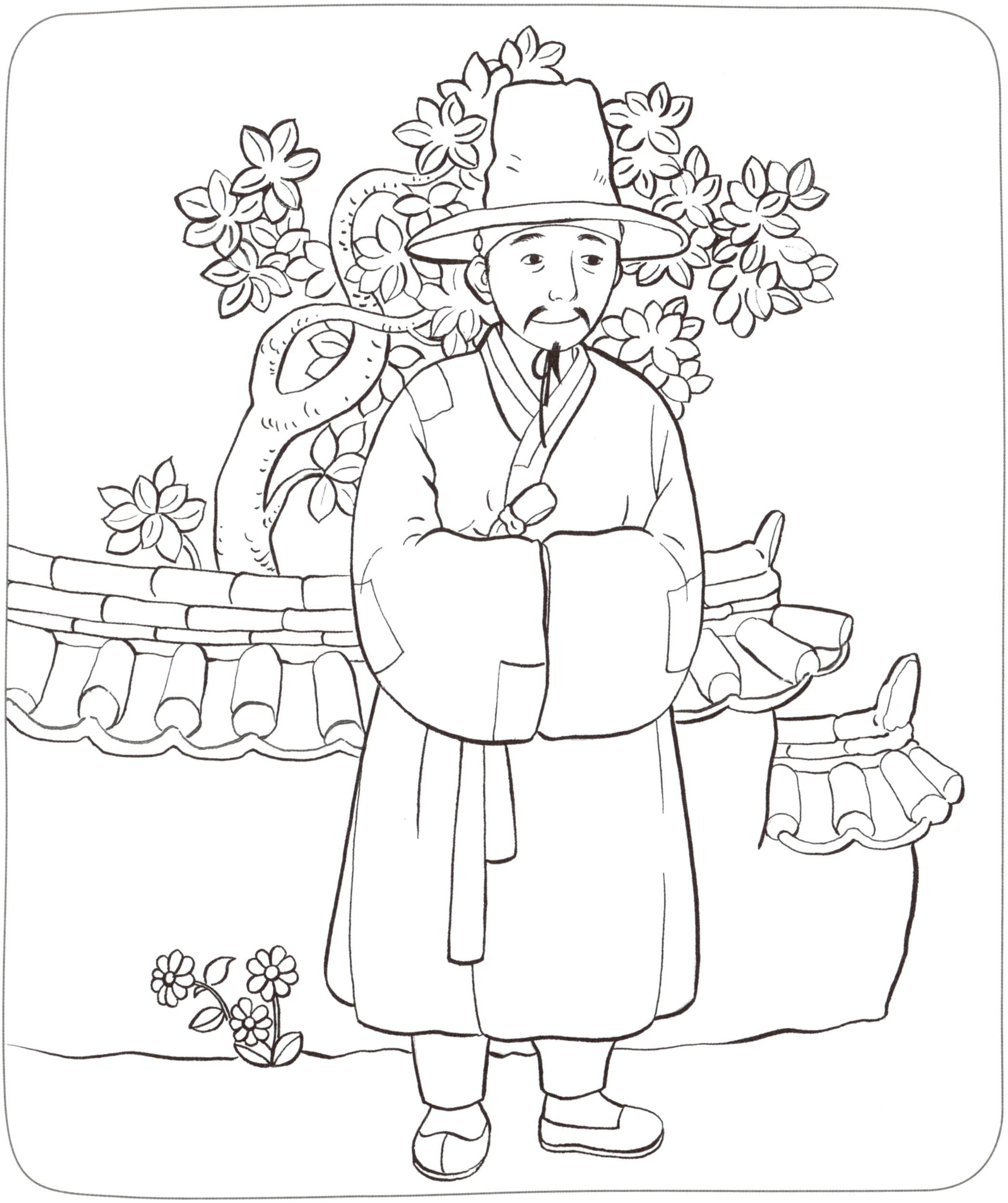

7

흥부는 부모에게 효도하고 어른을 공경하며 이웃 간에 화목하게 지내는 착한 사람이었어요. 흥부의 행동으로 어울리는 것을 아래에서 모두 찾아 ○ 해 보세요.

굶는 사람 밥 주기

거지 바가지 깨기

술 먹고 욕하기

노인의 짐 들어 주기

추운 사람 옷 벗어 주기

불난 집에 부채질하기

길 잃은 사람 길 찾아 주기

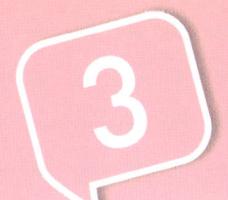

    년   월   일   요일 이름

✏️ **심술궂은 놀부의 모습을 색칠해 보세요.**

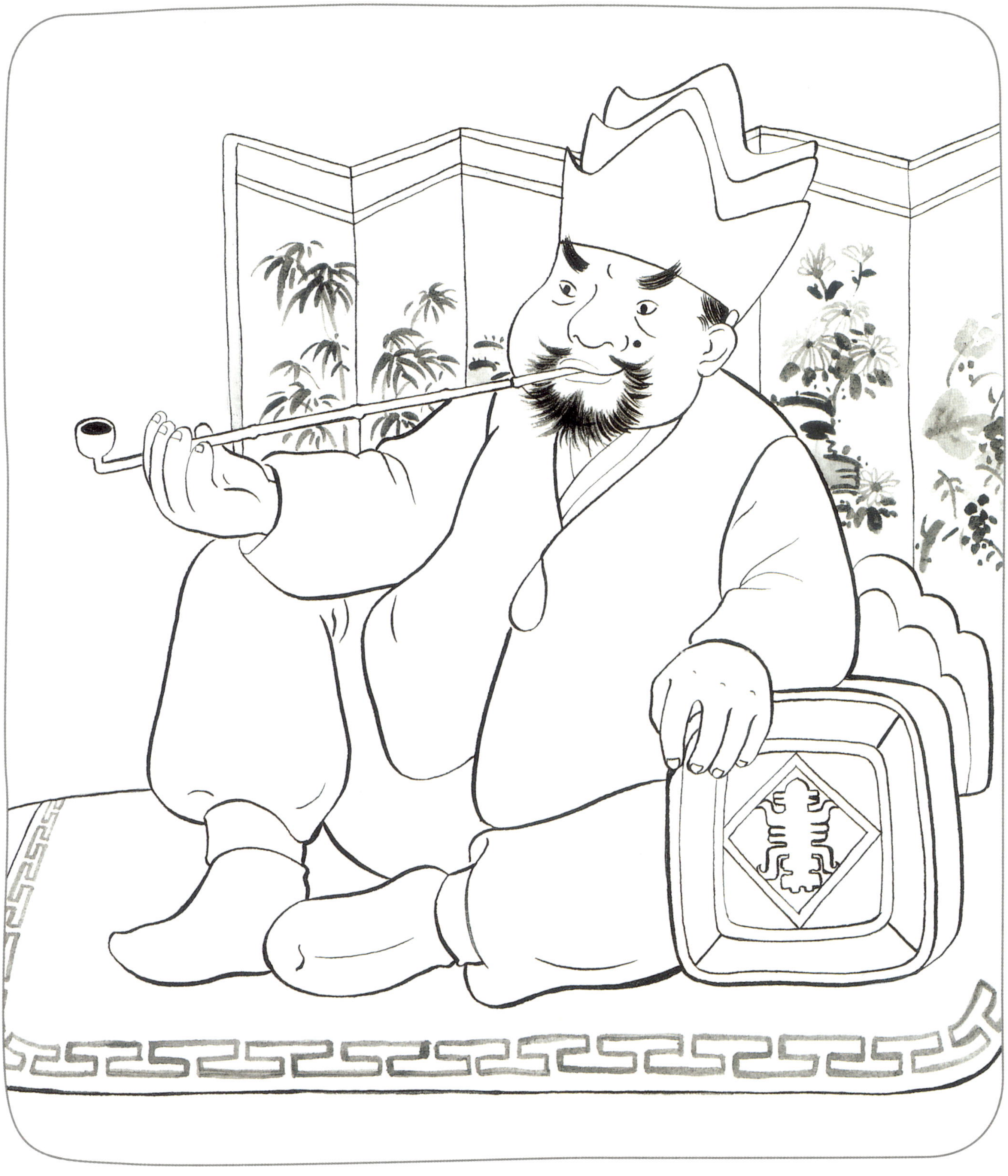

놀부는 심술궂고 욕심이 많으며, 부모를 공경하지 않고 이웃에게 인정이 없는 사람이었어요. 놀부의 행동으로 어울리는 것을 아래에서 모두 찾아 ○ 해 보세요.

- 길거리에 함정 파 놓기
- 추운 사람 옷 벗어 주기
- 장님 옷에 똥칠하기
- 길에 떨어진 돈 주인 찾아 주기
- 장독간에 돌 던지기
- 거지 바가지 깨기
- 약한 노인 엎어뜨리기

　　　　　　　　년　　　월　　　일　　요일 이름

✏️ 놀부는 부모의 많은 재산을 독차지하고, 흥부 내외와 어린 자식들을 길거리로 내쫓았어요. 그 모습을 색칠해 보세요.

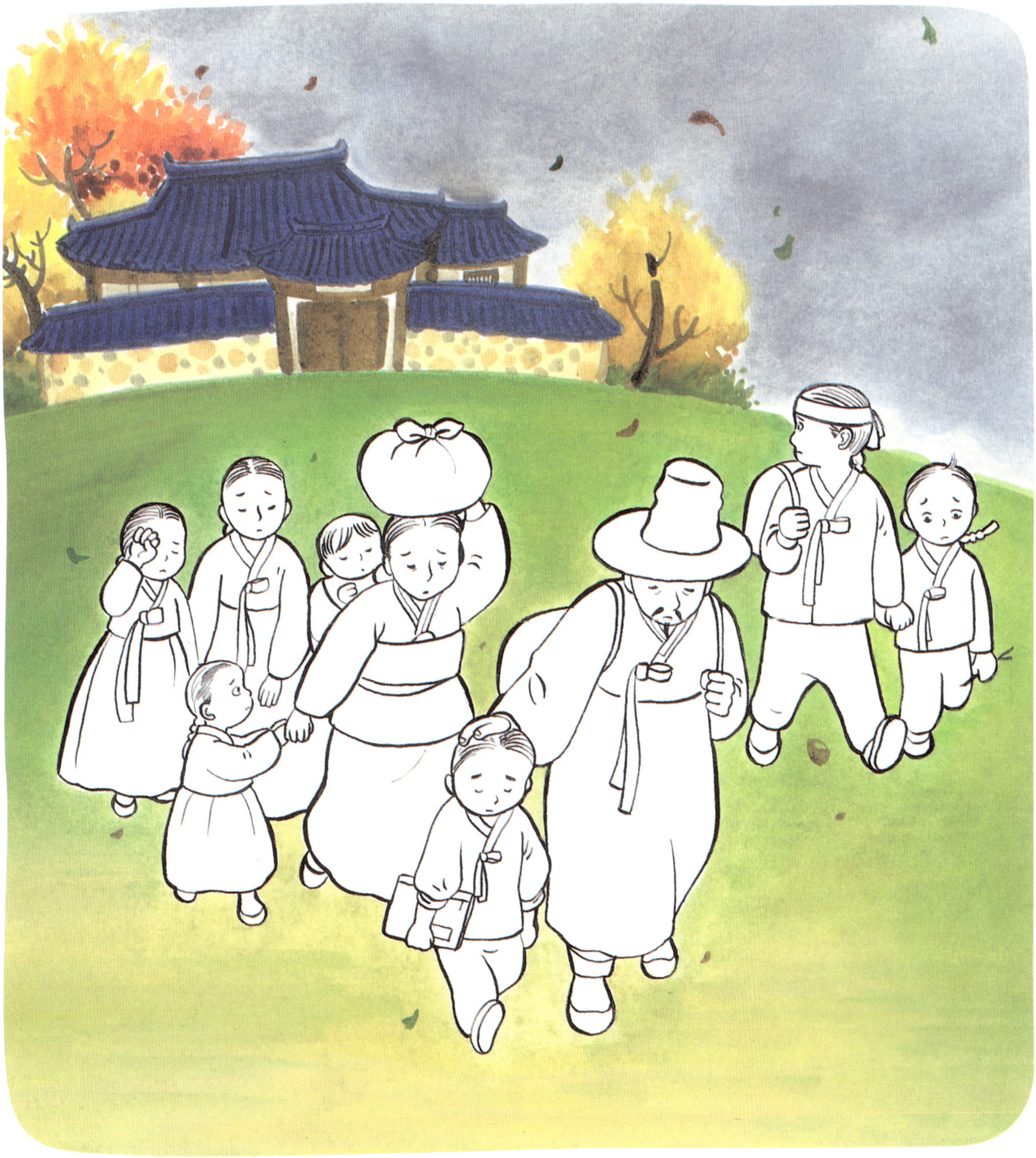

 쫓겨난 흥부의 가족은 모두 몇 명일까요? 더하기를 해서 빈칸에 알맞은 숫자를 써 보세요.

흥부 내외 　+　 □명

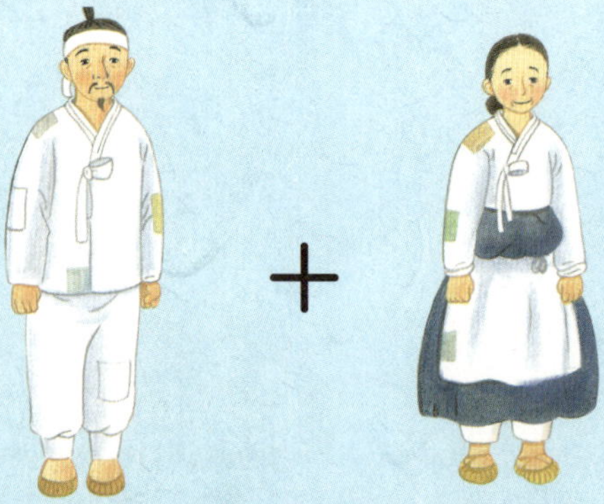

흥부의 아들 　+　+　+　 □명

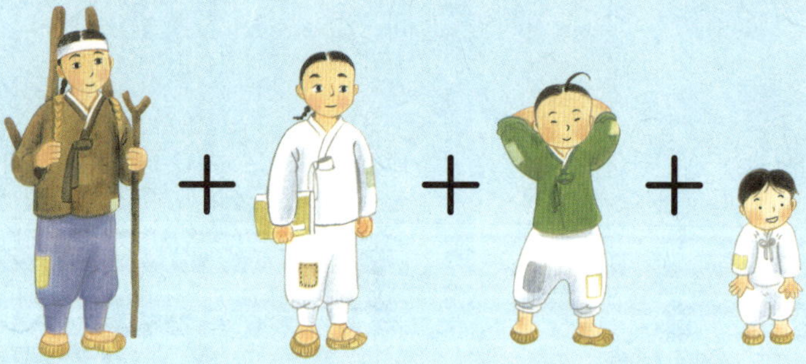

흥부의 딸 　+　+　 □명

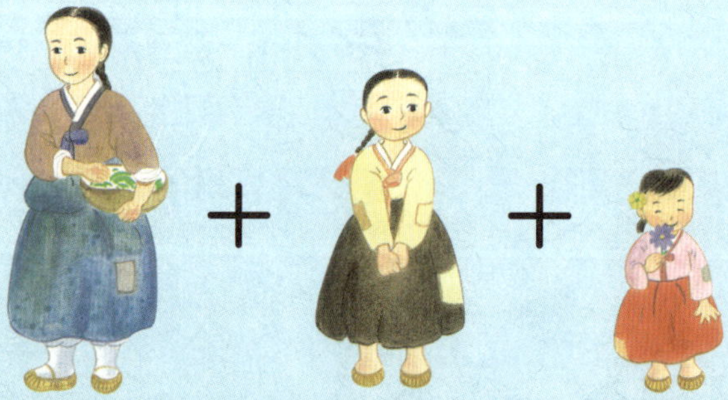

흥부의 가족은 모두 □명

년   월   일   요일 이름

✏️ 흥부는 많은 식구들을 데리고 전국 방방곡곡을 떠돌며 구걸을 하다가, 결국 고향으로 돌아와 동네 어귀의 빈집을 찾아 살게 되었어요. 그 모습을 색칠해 보세요.

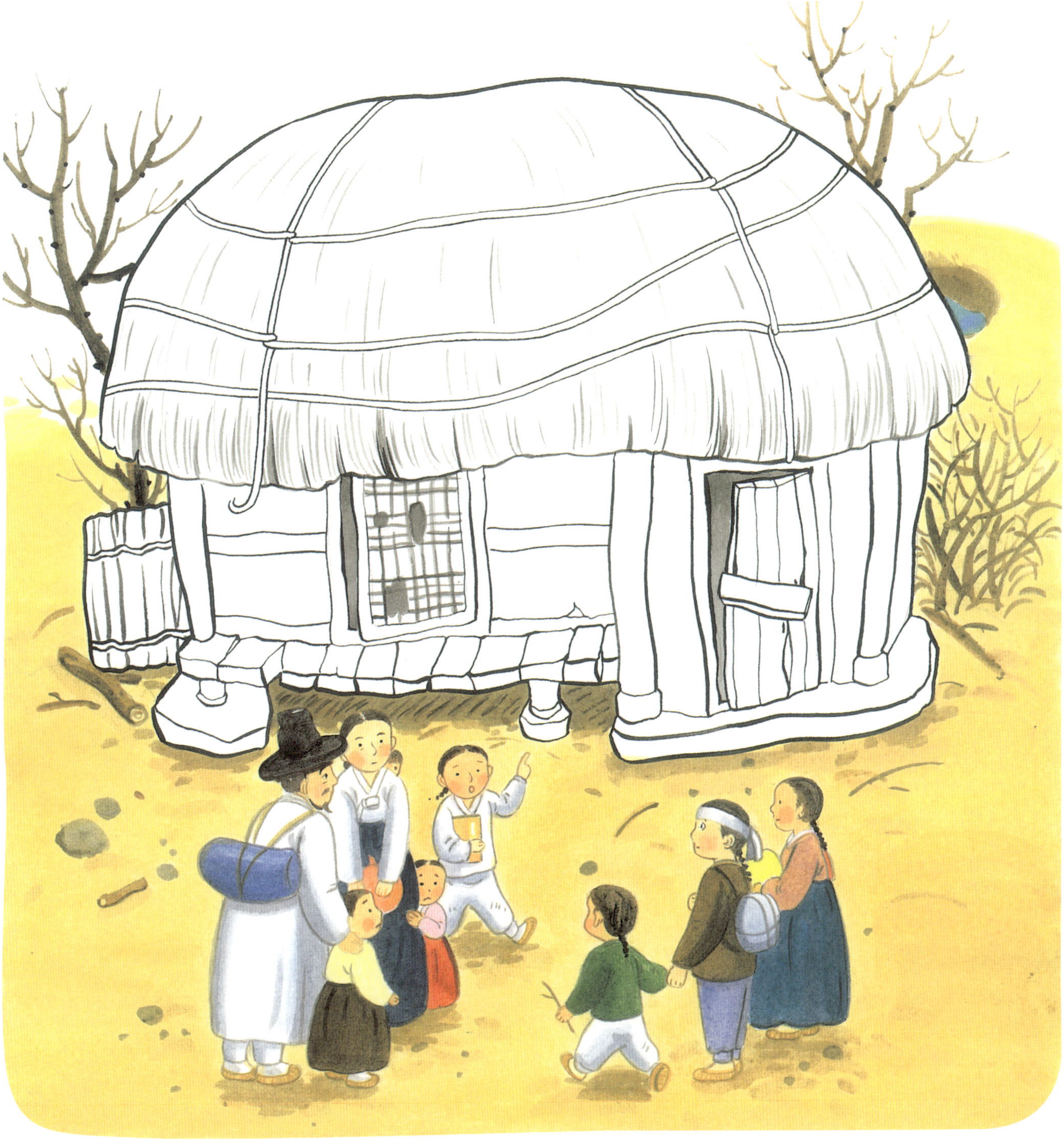

5

✏️ '흥부'에서 시작하여 화살표로 연결하며 끝말잇기를 해 보세요.

흥부 → 부인

인절미

미음

식구

음식

구박

박씨

씨앗

흥부는 식구들을 위해 닥치는 대로 품을 팔았어요. 김매기, 장작 패기, 등짐 지기, 모내기, 풀무질 등등 아무리 일해도 가난을 벗어나지 못했어요. 열심히 일하는 흥부의 모습을 색칠해 보세요.

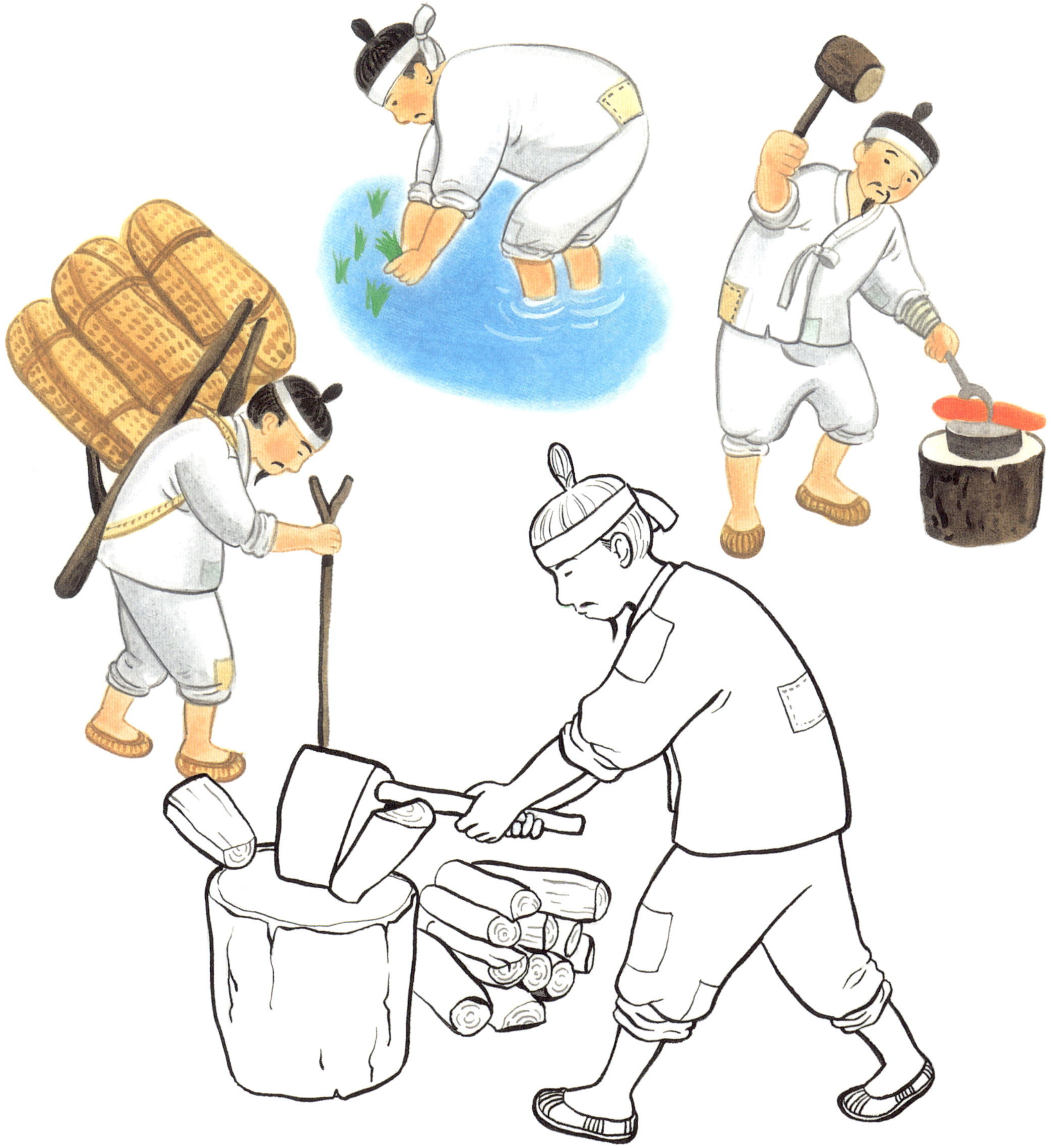

흥부는 집집마다 장작을 패어 주고 한 집에서 하루에 두 냥씩 품삯을 받았어요. 각 집에서 받은 돈을 세어 보고, 며칠씩 일했는지 빈칸에 알맞은 숫자를 써 보세요.

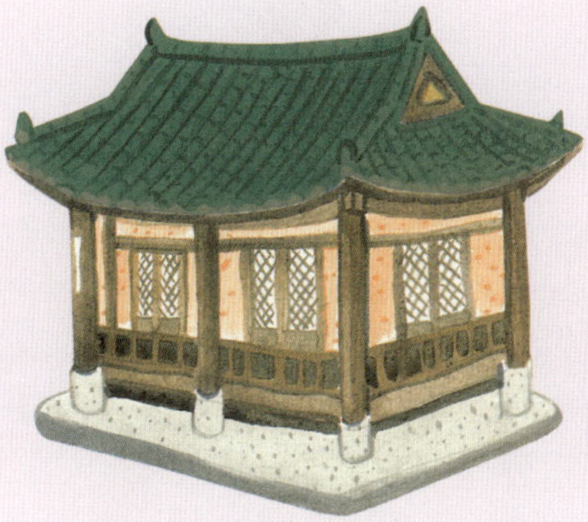

김 대감 댁 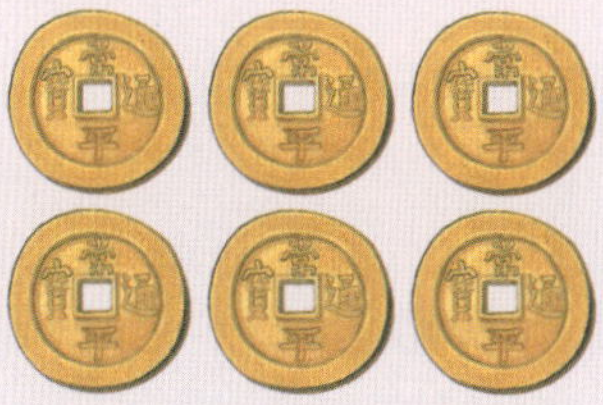 ▢ 일

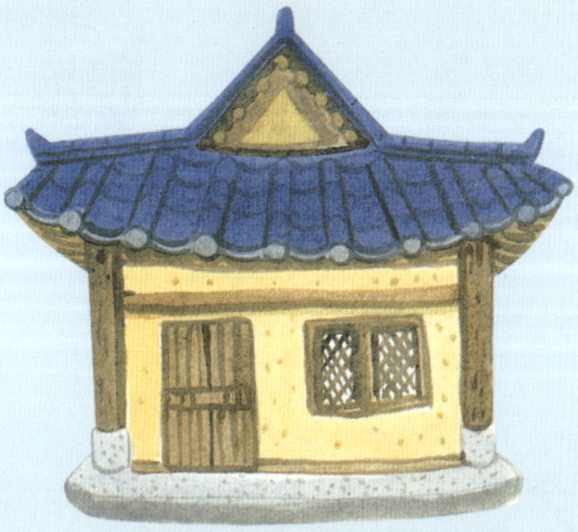

박 대감 댁 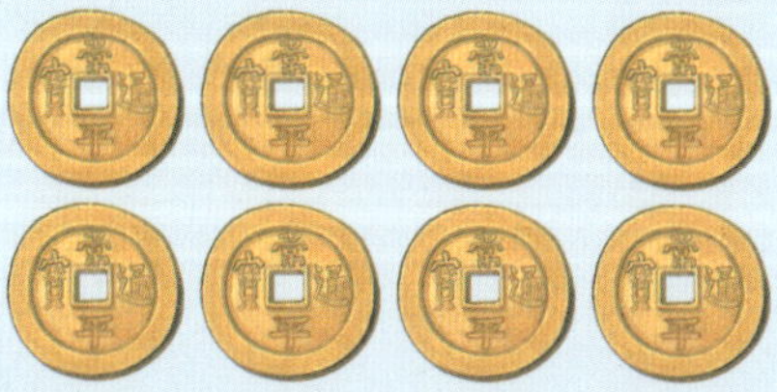 ▢ 일

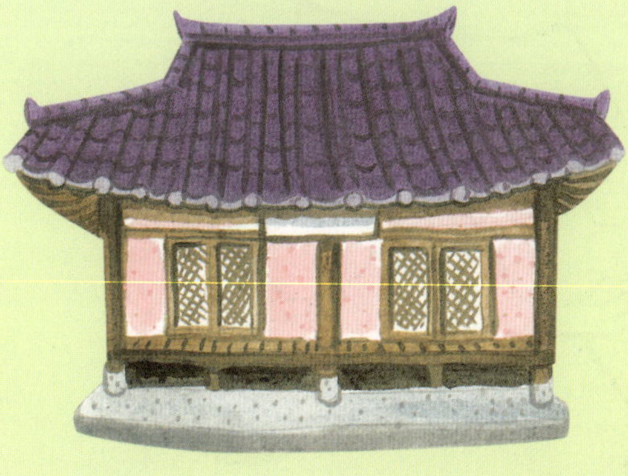

최 대감 댁 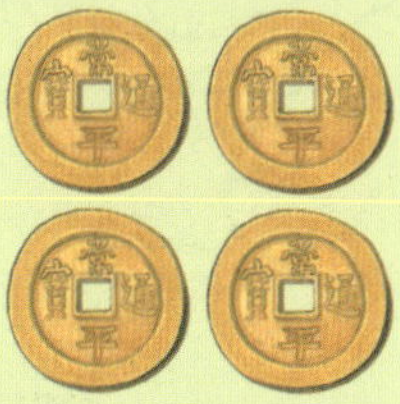 ▢ 일

년   월   일   요일 이름

✏️ 흥부의 아내도 흥부를 도와 쉬지 않고 일했어요. 밭매기, 방아 찧기, 타작하기, 물레질, 빨래, 베 짜기 등등 밤낮으로 품을 팔았지만 굶기만 했어요. 흥부 아내의 모습을 색칠해 보세요.

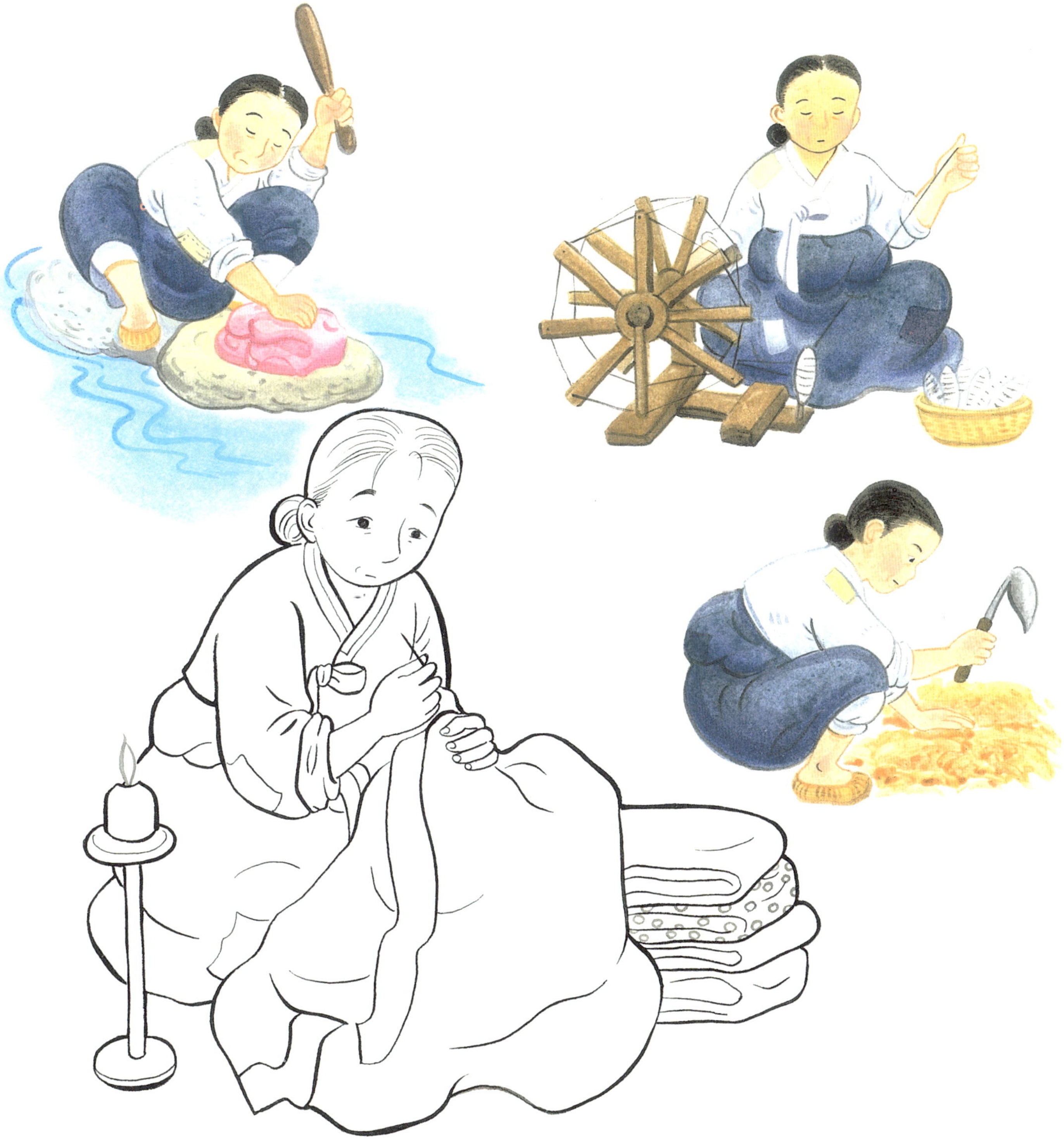

✏️ 흥부의 아내가 삯바느질을 한 옷들이에요. 아래에서 치마를 모두 찾아 예쁘게 색칠해 보세요.

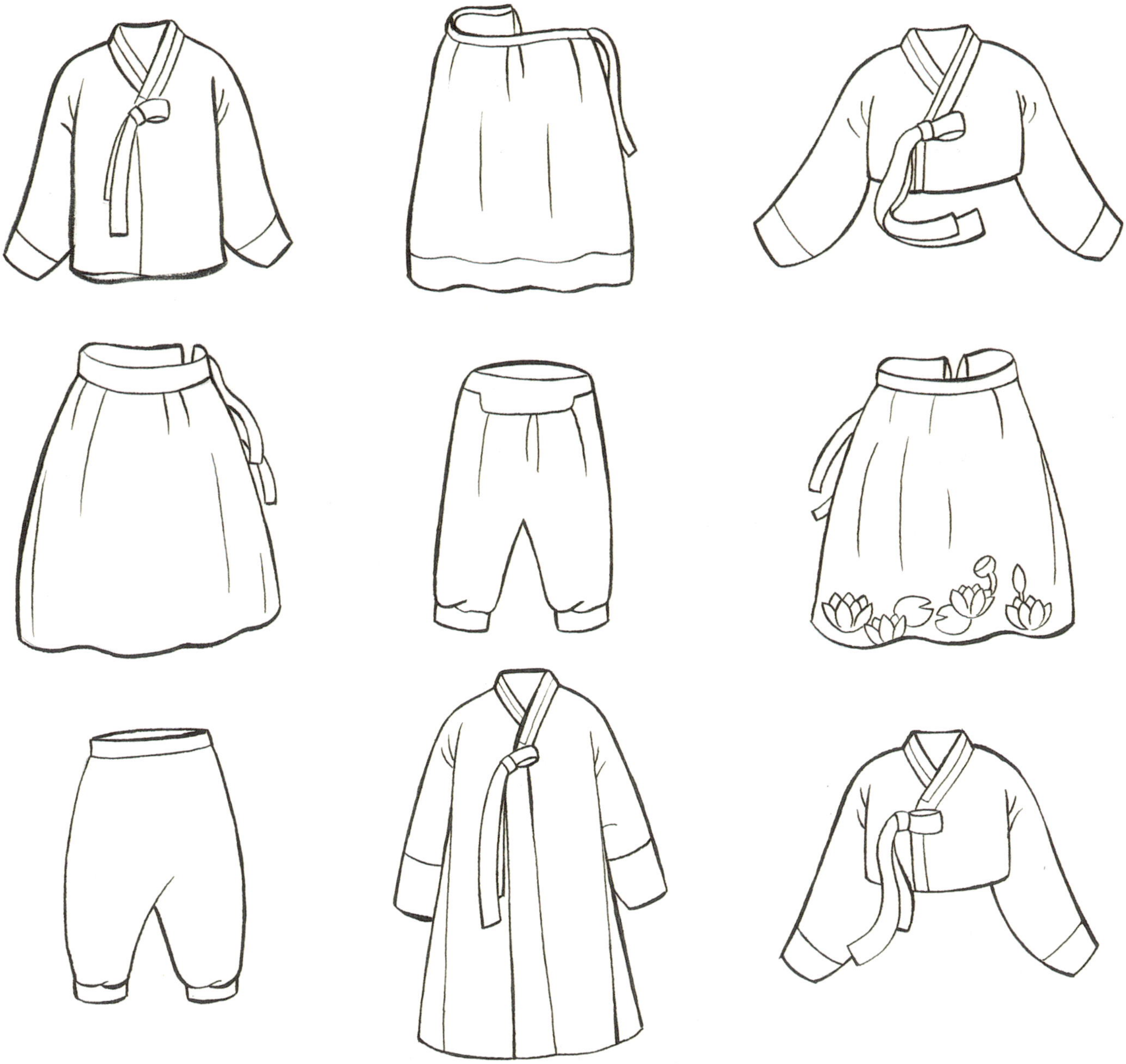

 바지를 모두 찾아 ○ 해 보세요.

 여자 저고리를 모두 찾아 △ 해 보세요.

년   월   일   요일 이름

흥부 내외는 아무리 일해도 온 식구가 굶기를 밥 먹듯 하는 신세를 한탄했어요. 어린 자식들은 늘 배가 고파 울었어요. 흥부의 아이들에게 주고 싶은 음식을 그려 보세요.

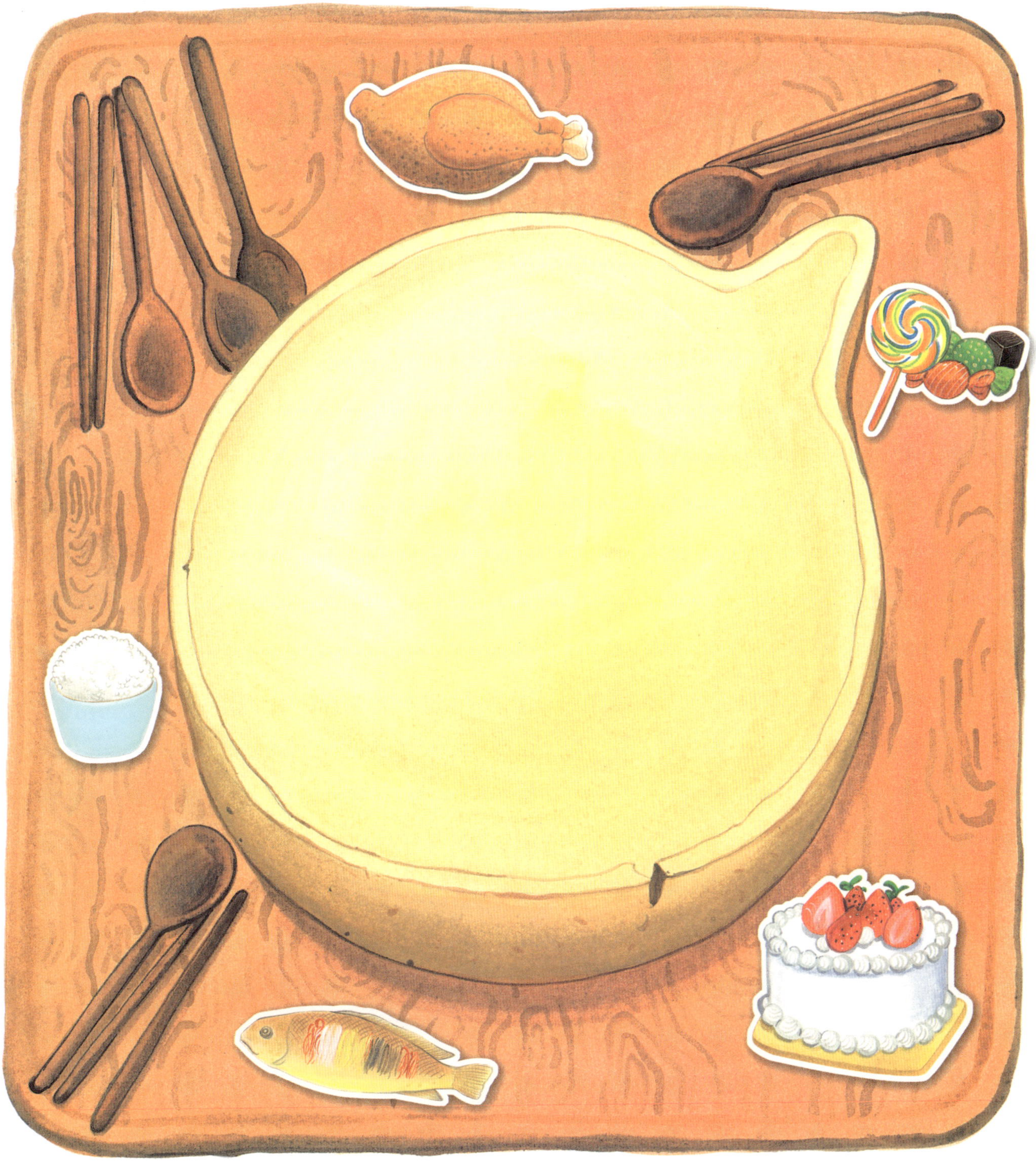

✏️ 흥부의 아내는 가난한 신세를 한탄하며 가난 타령을 불렀어요.
'아리랑' 노래에 맞춰 가난 타령을 불러 보세요.

가난이야 가난이야 가난이야
아리랑   아리랑   아라리요

아무리 애써도 가난이야
아리랑   고개로   넘어간다

어제도 풀떼기 오늘도 풀떼기
나를   버리고   가시는   님은

아무리 애써도 가난이야
십 리도   못 가서   발병 난다

✏️ 점선을 따라 글자를 써 보세요.

9   년   월   일   요일   이름

배고파 우는 아이들을 보다 못한 흥부는 양식을 얻기 위해 커다란 자루를 지고 놀부의 집으로 향했어요. 놀부의 집으로 가는 길을 선으로 연결해 보세요.

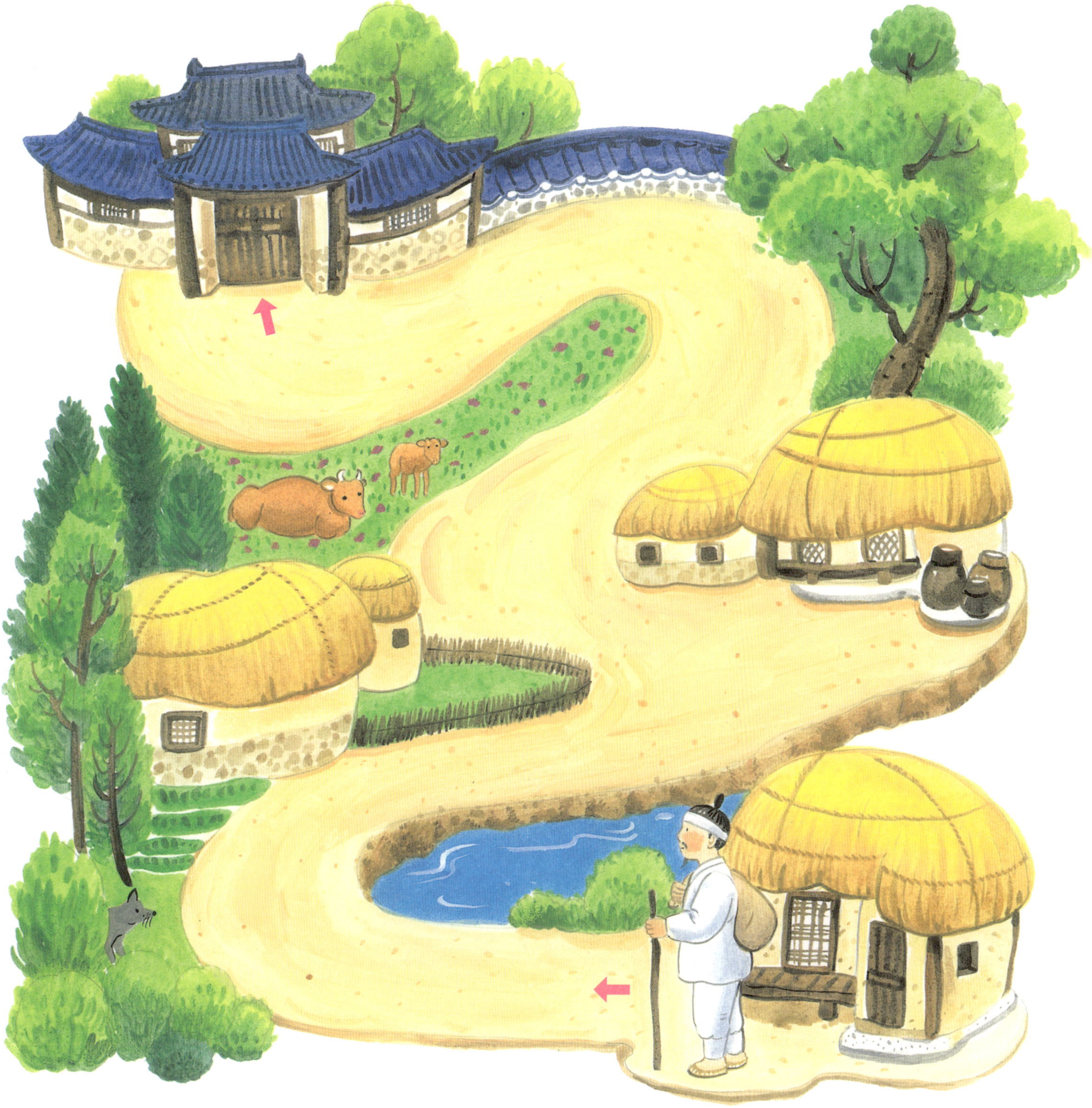

📝 '흥부'라는 이름을 아래에서 모두 찾아 ○ 해 보세요.

제비 놀부 거지

흥부 부인 돈궤

자식 놀부 흥부

흥부 다리 박씨

📝 '놀부'라는 이름을 모두 찾아 △ 해 보세요.

놀부의 곳간에는 쌀과 음식들, 그리고 금은보화가 가득했어요.
각각을 색칠하고, 수를 세어서 빈칸에 숫자를 써 보세요.

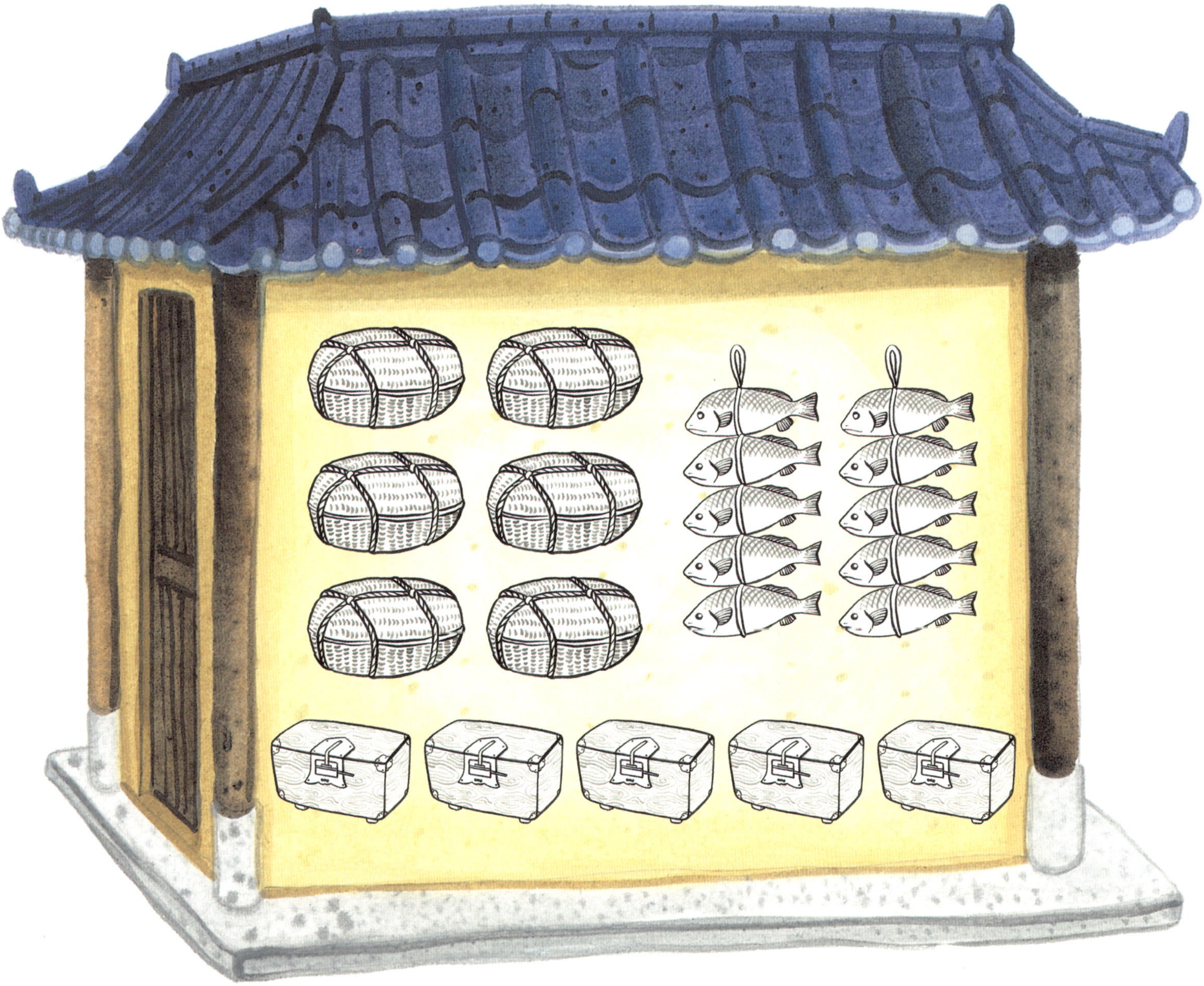

쌀 ☐ 가마, 굴비 ☐ 마리, 돈궤 ☐ 상자

✏️ 으리으리한 놀부의 집을 잘 보고 아래 물음에 답해 보세요.

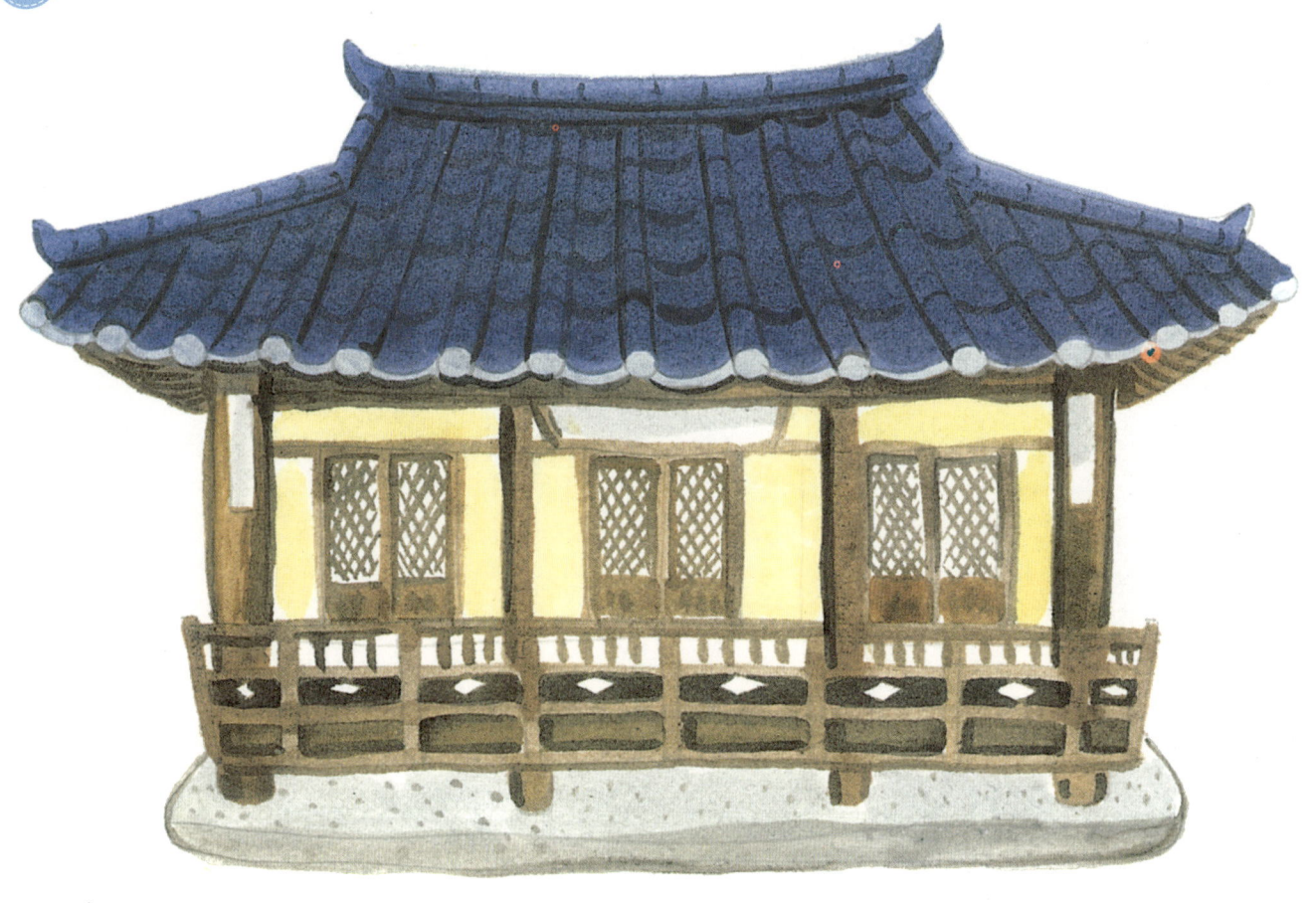

✏️ 반으로 접힌 종이를 펼쳤을 때 놀부의 집과 똑같은 것을 골라 ○ 해 보세요.

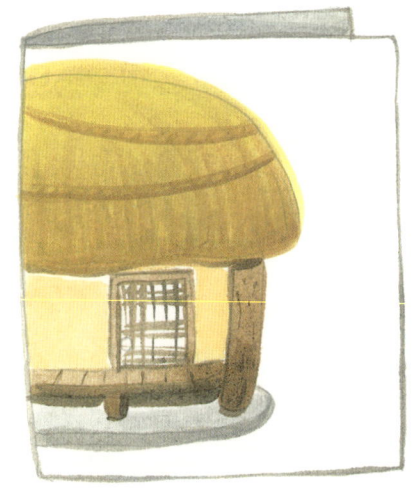
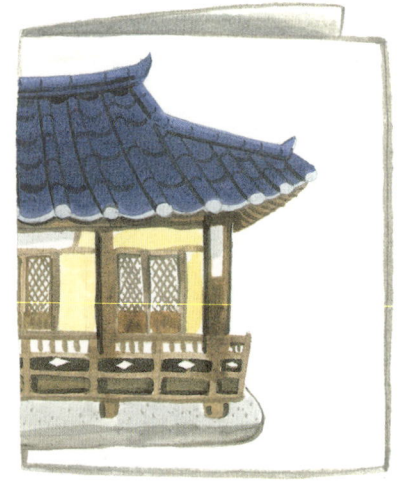
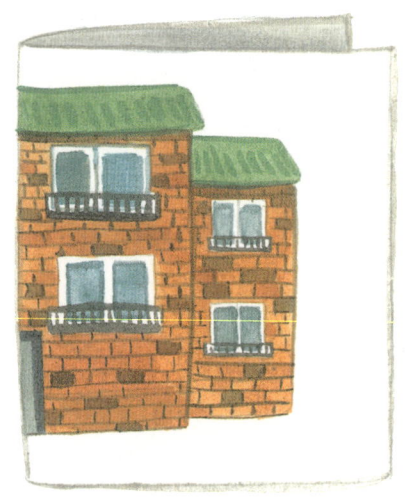

년 월 일 요일 이름

놀부를 찾아간 흥부는 놀부에게 매를 맞고 쫓겨났어요. 심술이 더 고약한 놀부 부인은 밥주걱으로 흥부의 뺨을 후려쳤어요. 그 모습을 색칠해 보세요.

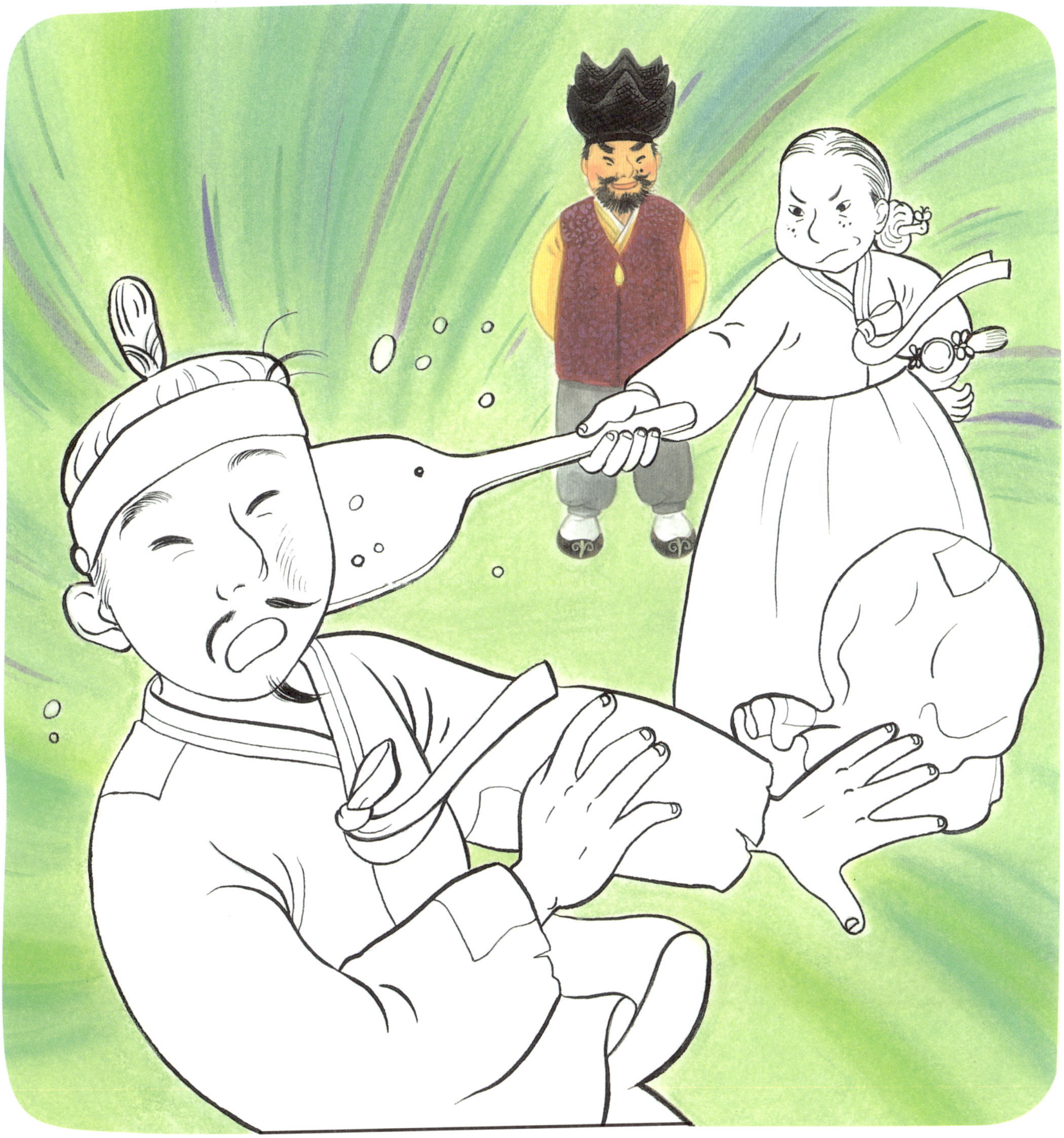

11

놀부 부인이 휘두른 주걱에는 밥풀이 붙어 있었어요. 밥풀의 수를 각각 세어서 빈칸에 숫자를 써 보세요.

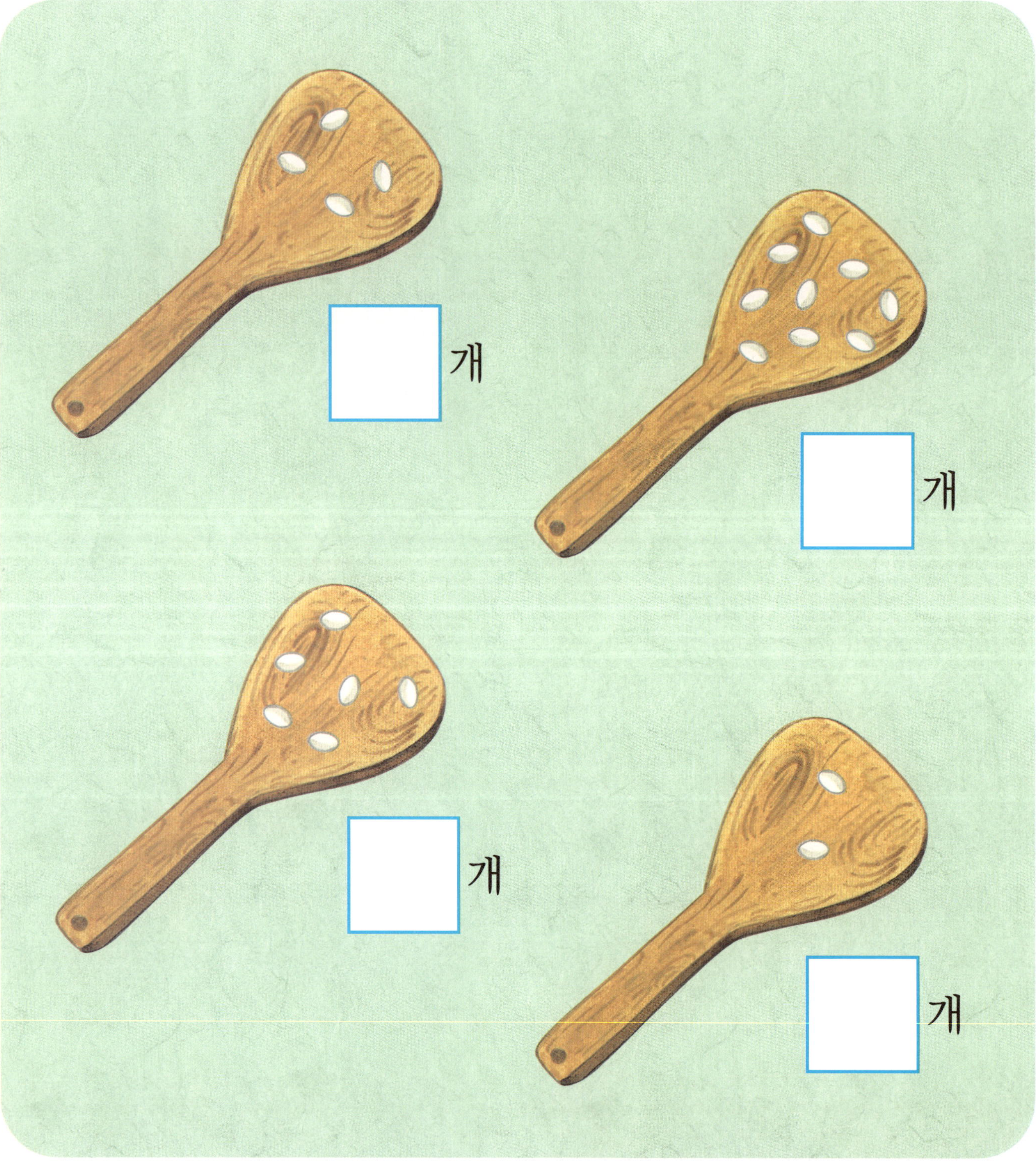

년 월 일 요일 이름

놀부에게 매를 맞고 쫓겨난 흥부는 한없이 서러웠어요. 놀부와 흥부의 얼굴에 각각 어울리는 표정을 그려 보세요.

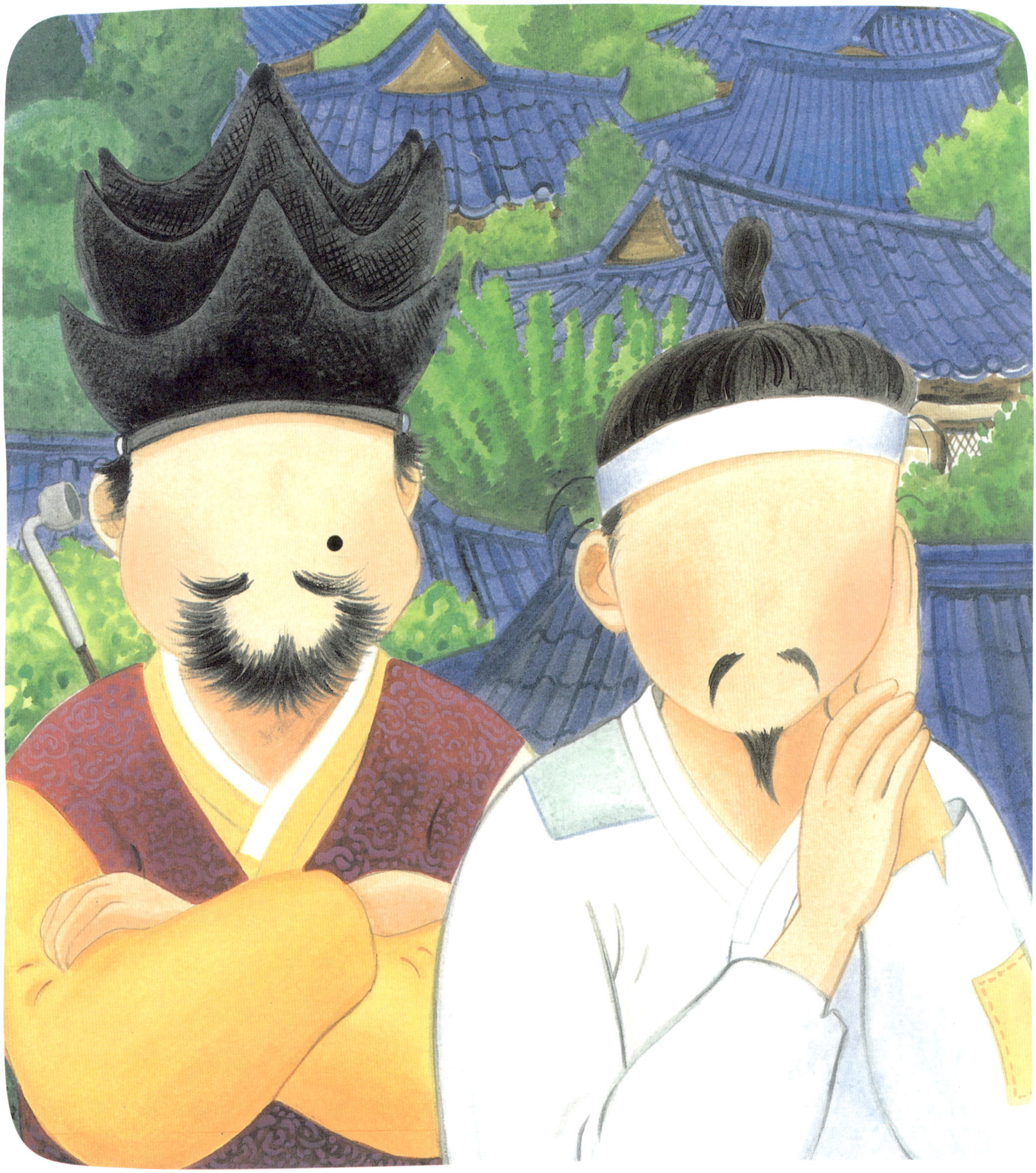

12

놀부 내외에게 매를 맞고 비틀거리며 돌아가던 흥부는 몇 걸음 못 가 주저앉기를 반복했어요. 각각의 걸음 수를 세어서 빈칸에 써 보세요.

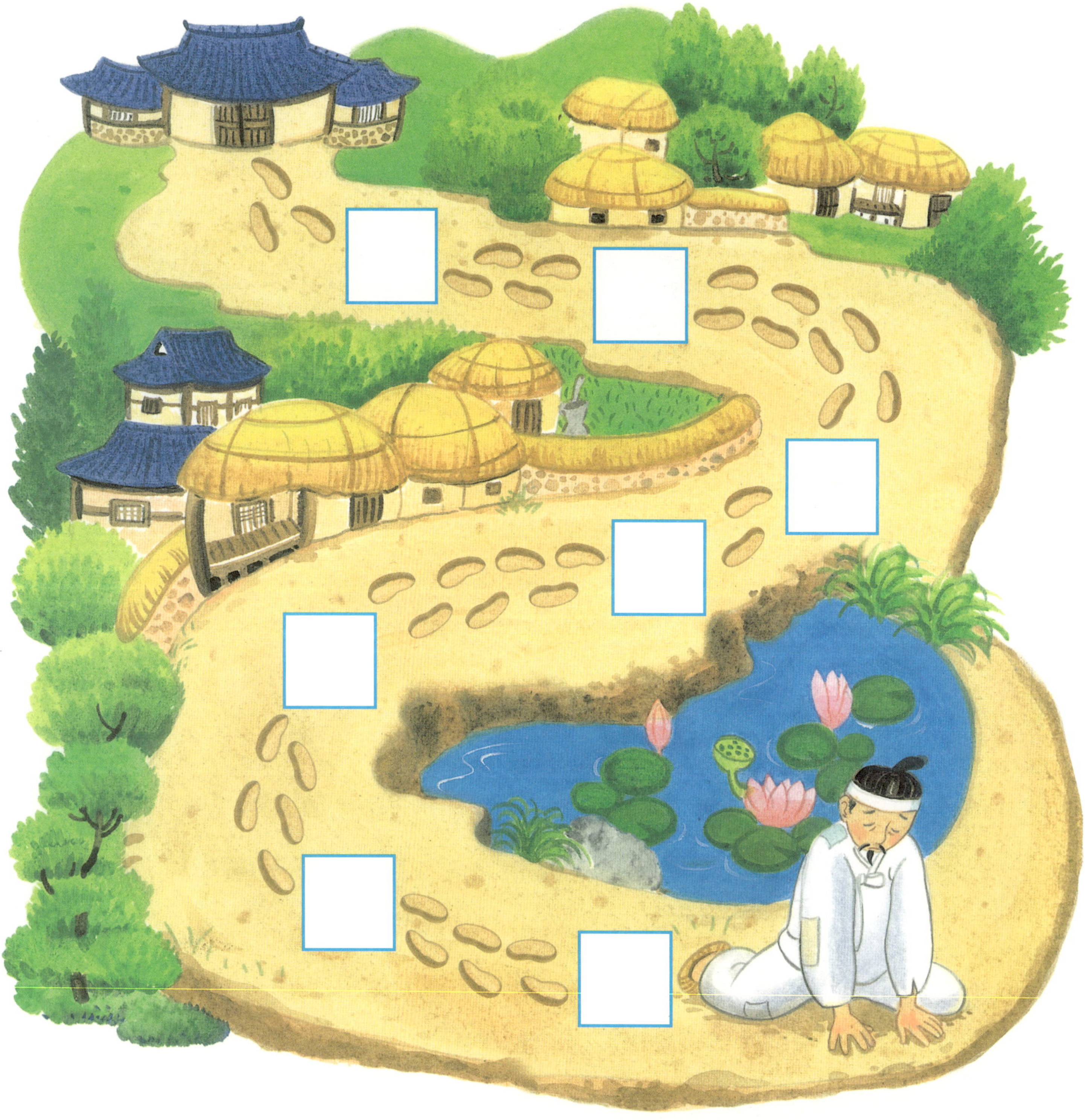

          년   월   일   요일 이름

이른 봄, 강남에서 온 제비가 흥부의 집에 날아들었어요. 처마 밑에 집을 짓고 알을 낳아 새끼를 깐 모습을 색칠해 보세요.

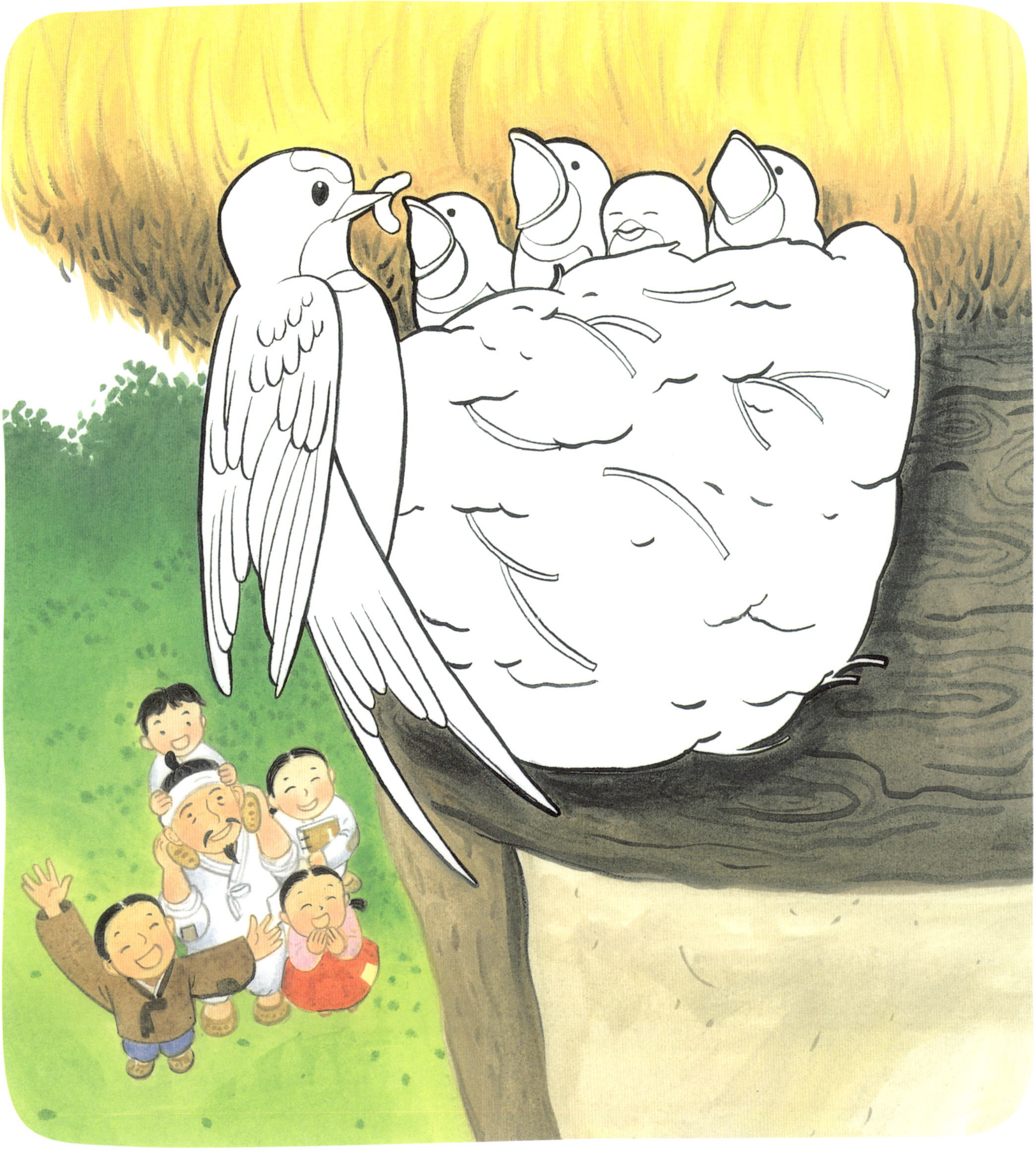

13

하늘에는 여러 종류의 새들이 날아다녔어요. 보기 와 똑같이 생긴 제비를 모두 찾아 ○ 해 보세요.

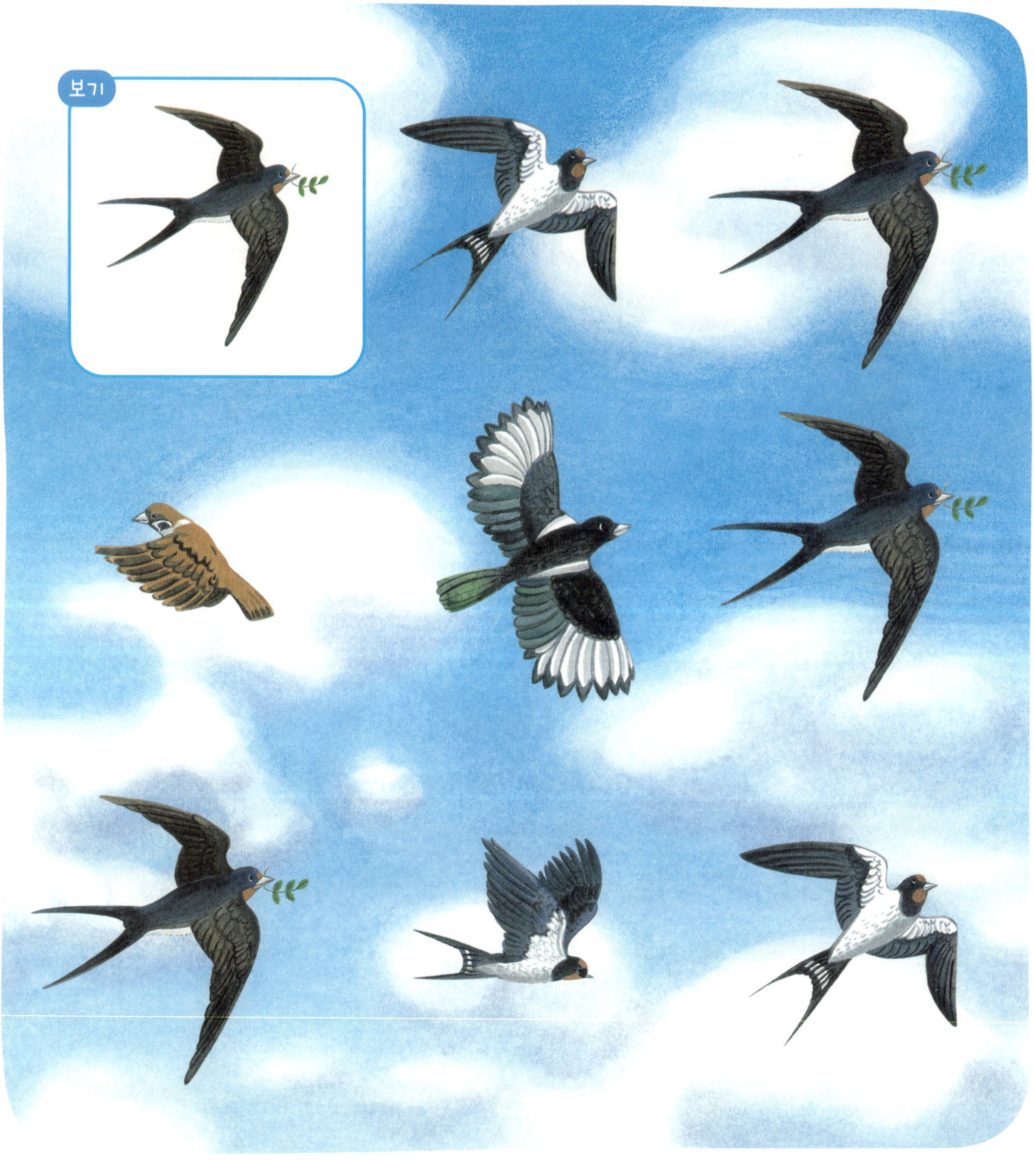

년   월   일   요일   이름

어느 날, 구렁이 한 마리가 나타나 새끼 제비를 잡아먹으려 했어요. 흥부는 구렁이를 쫓아냈지만 새끼 제비는 다리가 부러졌지요. 제비 다리를 정성껏 고쳐 주는 흥부의 모습을 색칠해 보세요.

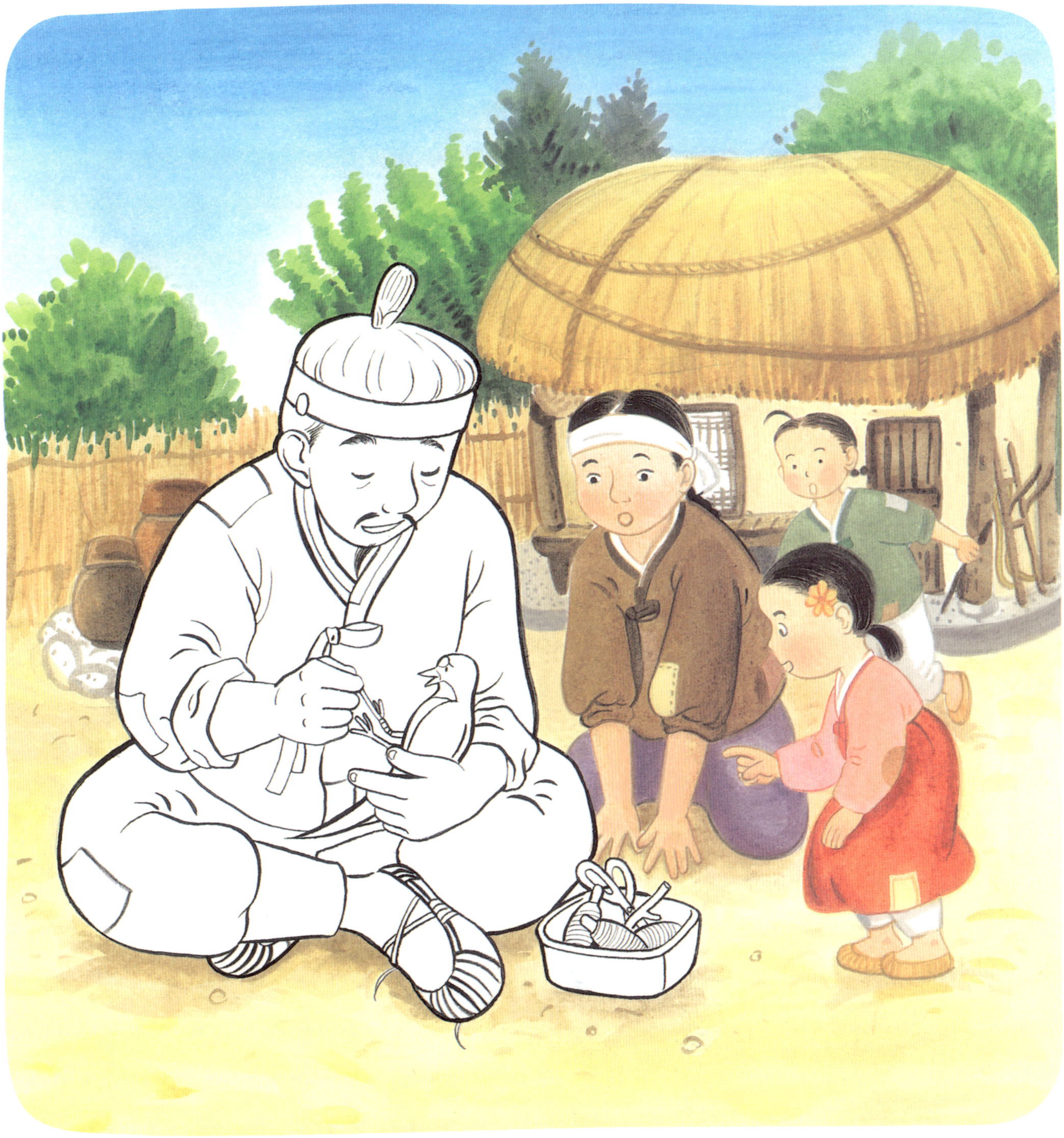

14

제비와 같이 날 수 있는 동물을 모두 찾아 ○ 해 보세요.

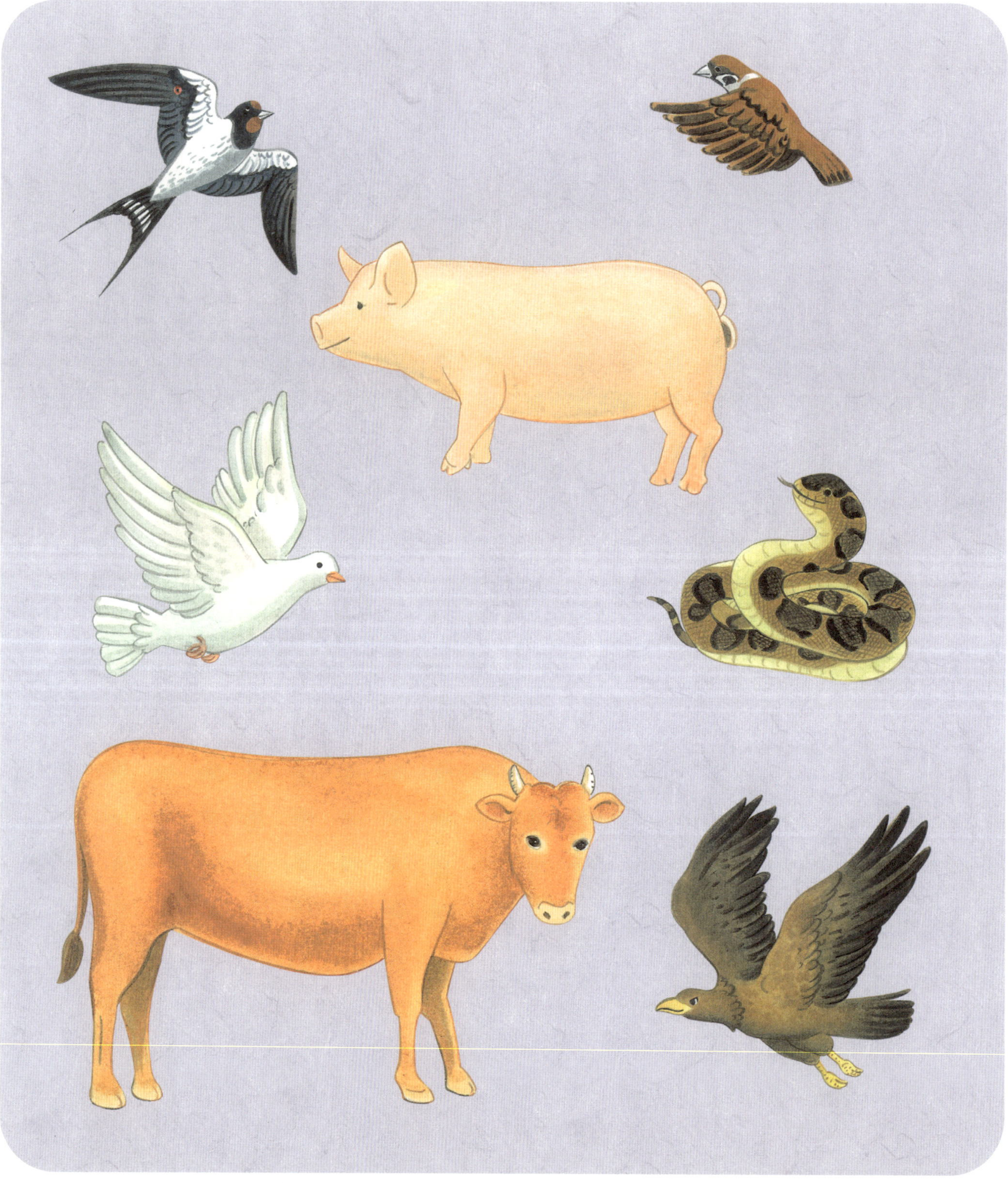

년   월   일   요일 이름

귀뚜라미 우는 가을이 되자 제비들은 강남으로 떠날 채비를 하고, 흥부는 이별을 아쉬워했어요. 그 모습을 색칠해 보세요.

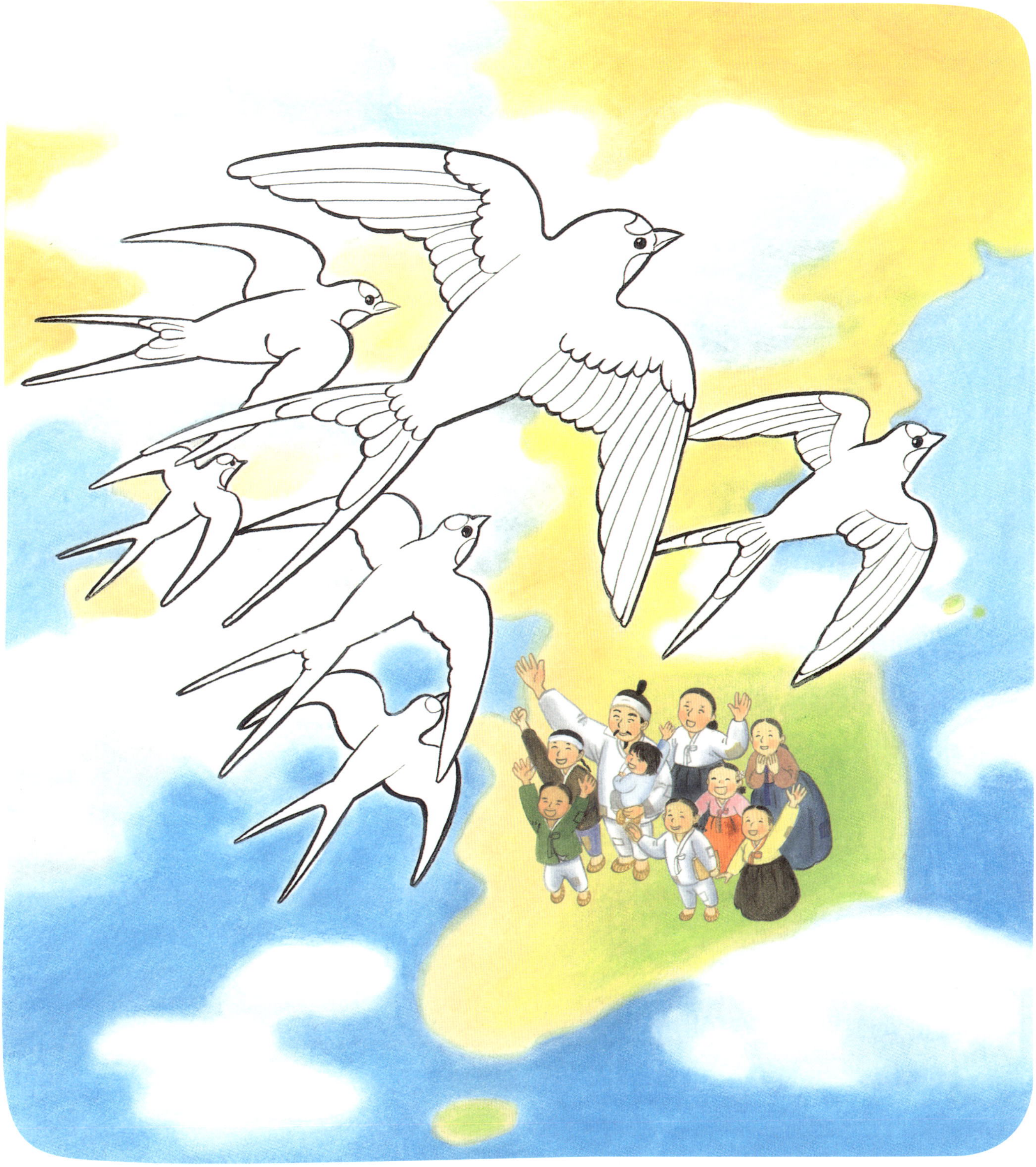

15

다양한 새들의 이름을 말하고, 빈칸에 알맞은 글자를 찾아 선으로 연결해 보세요.

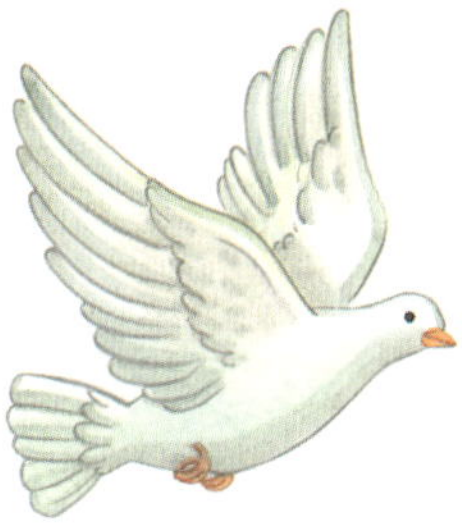

비		기	•	• 오

	비	•	• 엉

부		이	•	• 참

	리	•	• 둘

	새	•	• 제

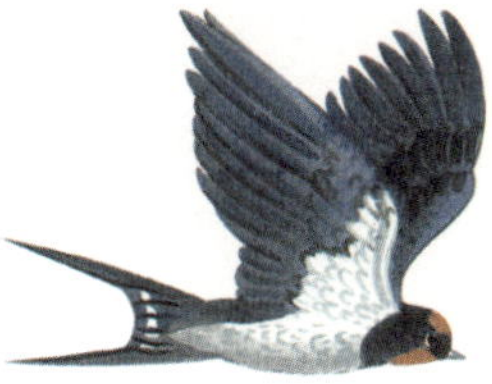

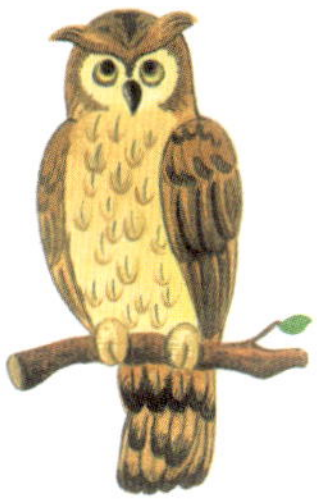

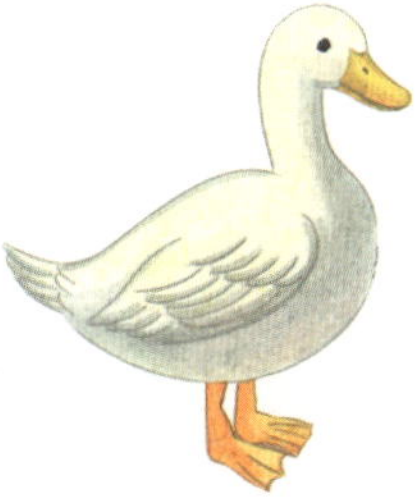

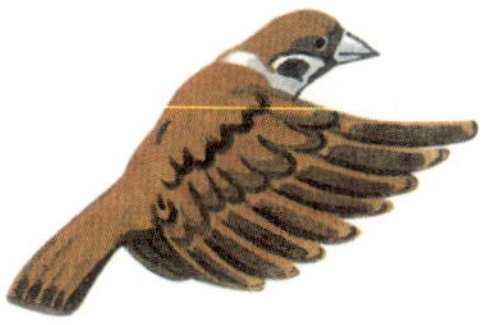

년 월 일 요일 이름

강남으로 돌아간 제비는 다리를 고친 사연을 제비 왕에게 고하고, 왕은 흥부에게 박씨 하나를 선물하도록 했어요. 그 모습을 색칠해 보세요.

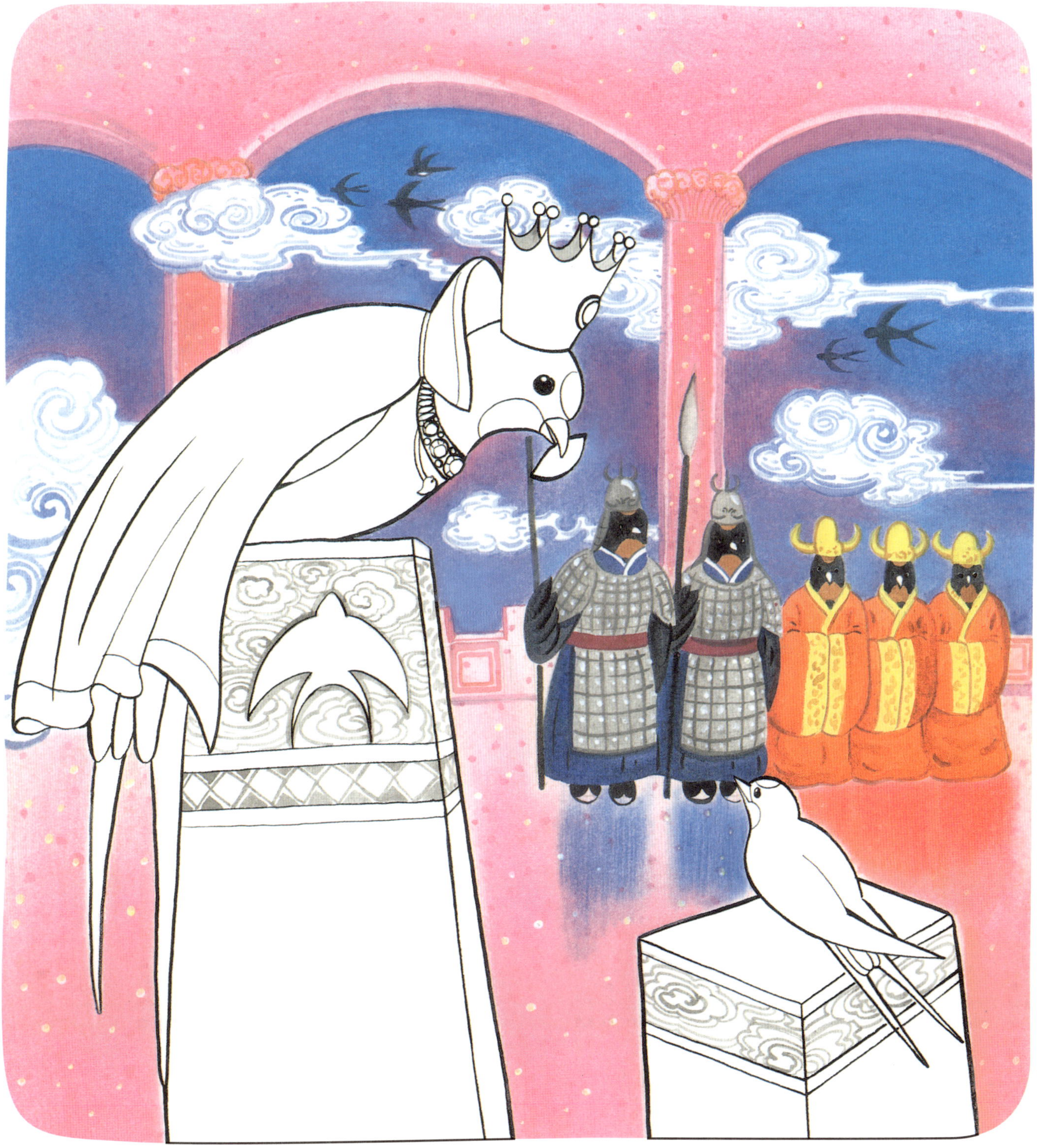

16

봄이 되어 제비는 박씨를 물고 흥부의 집으로 날아가 흥부 앞에 박씨를 떨어뜨렸어요. 제비가 날아가는 길을 선으로 연결해 보세요.

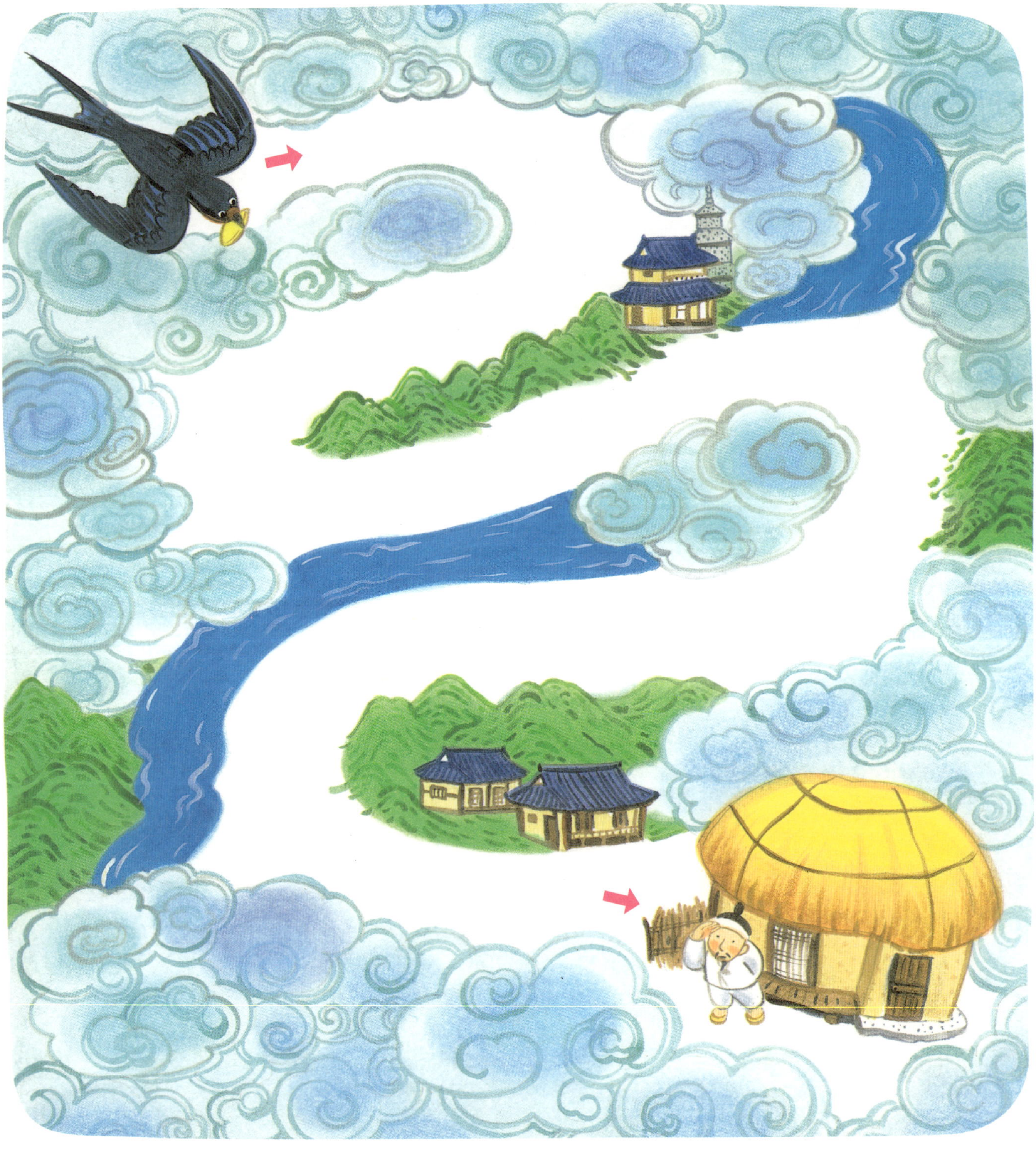

년   월   일   요일   이름

흥부 내외는 제비가 물어다 준 박씨를 정성껏 심었어요. 곧 순이 자라고 넝쿨이 뻗어 나가더니 이윽고 커다란 박 세 통이 열렸어요. 그 모습을 색칠해 보세요.

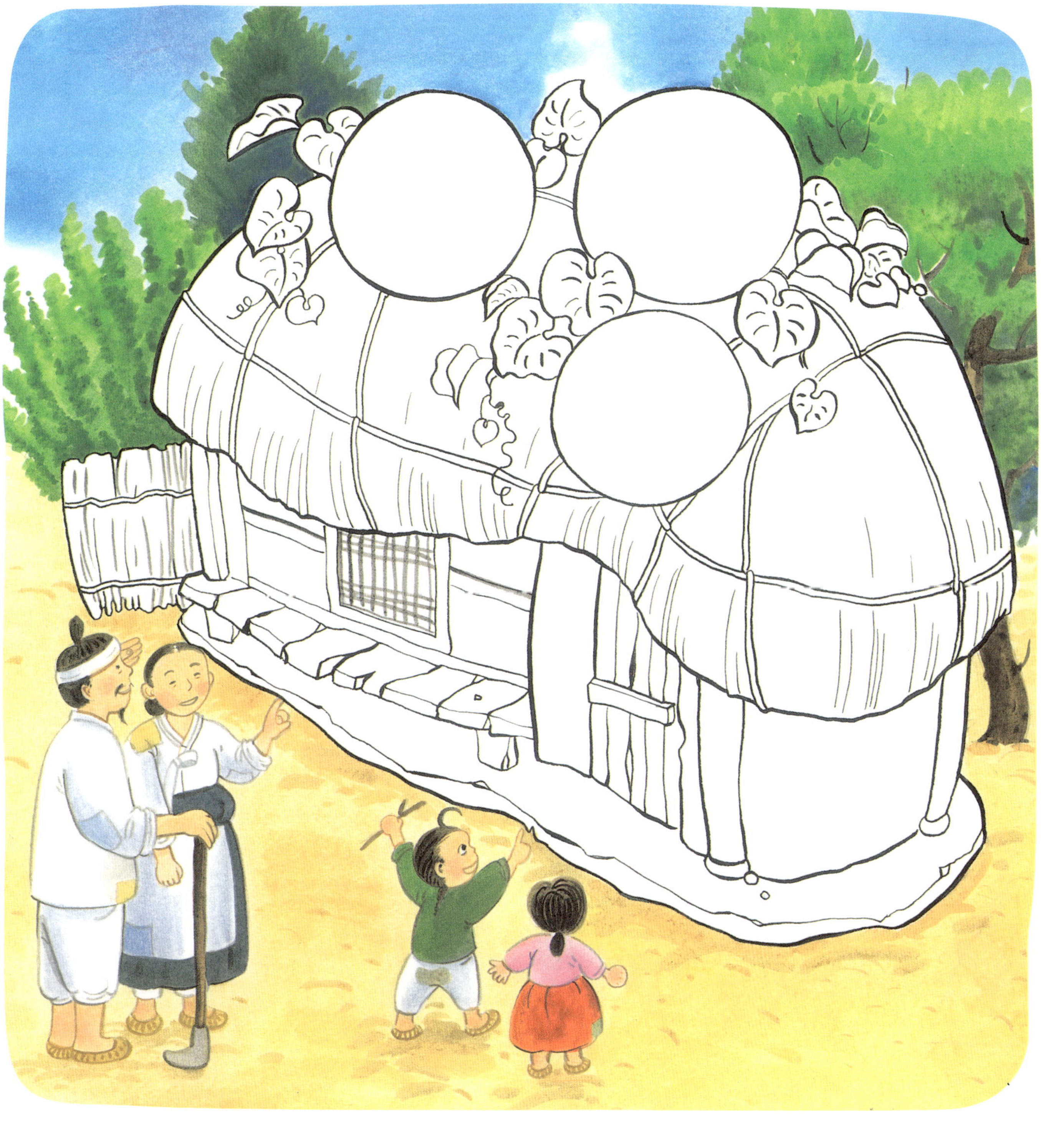

✏️ 왼쪽에 놓여 있는 박의 위치를 잘 보고, 오른쪽 빈 곳에 똑같이 그려 보세요.

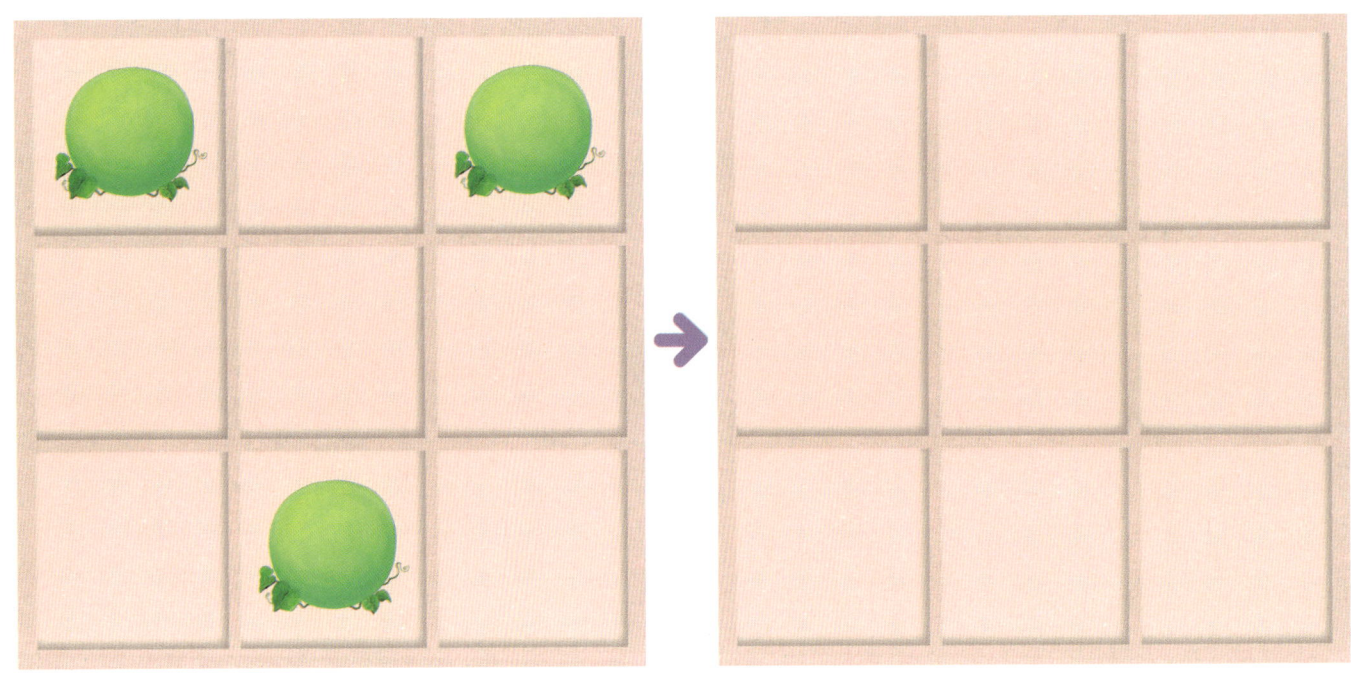

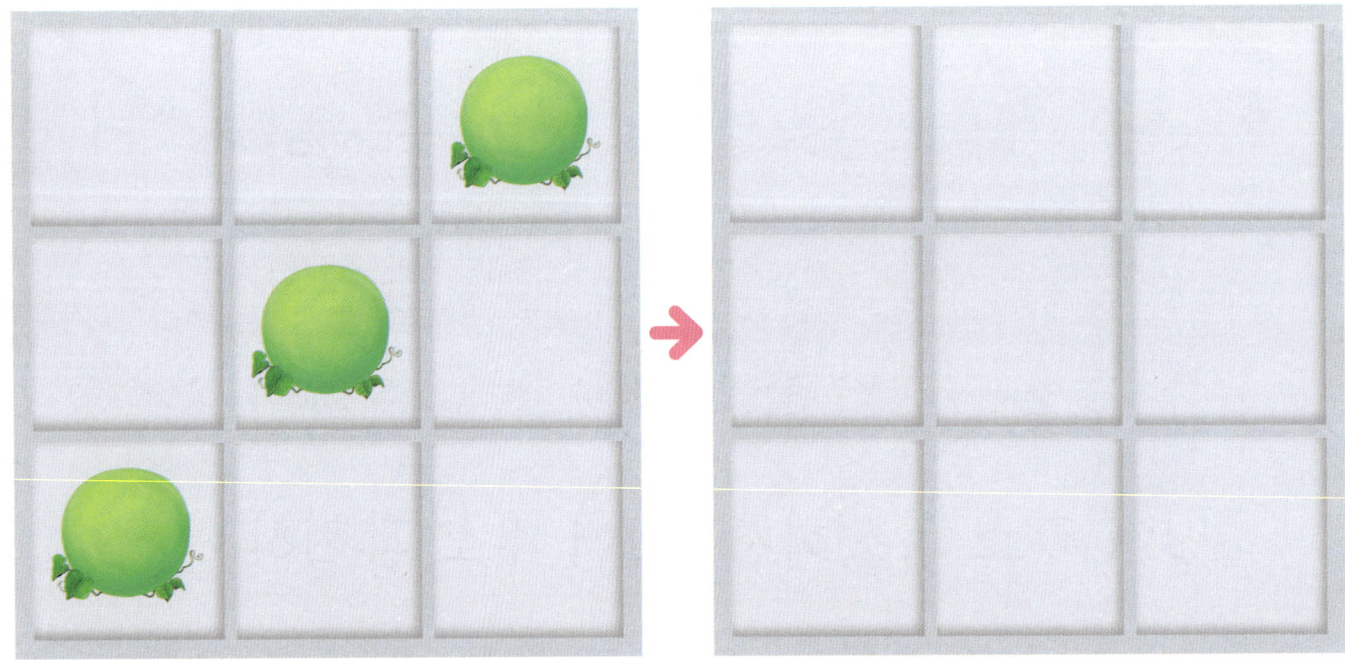

년   월   일   요일 이름

흥부 내외는 박으로 음식이나 만들어 볼까 하여 박을 타기 시작했어요. 흥부 내외가 박타는 모습을 색칠하고, 한 소절씩 선창을 듣고 노래를 따라서 불러 보세요.

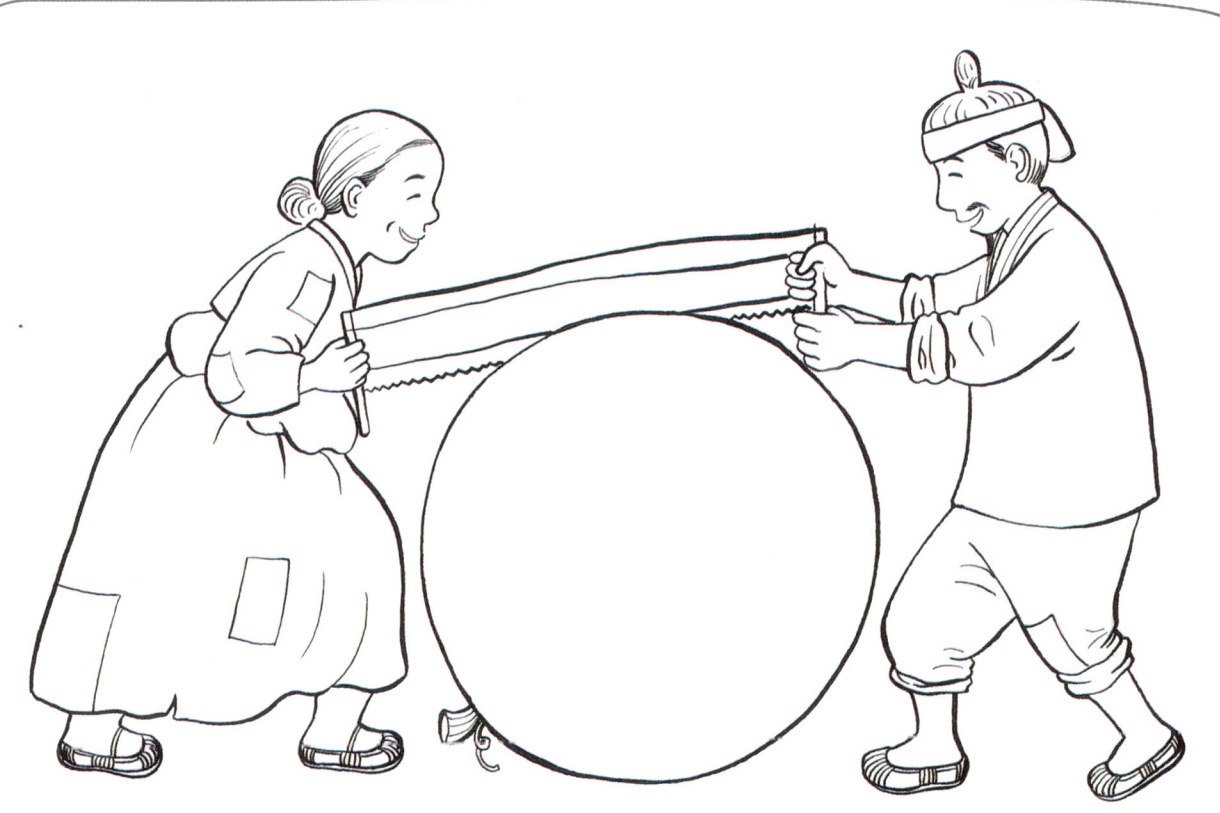

어기여라 톱질하세, 어기여라 톱질하세.
슬근슬근 톱질하세, 슬근슬근 톱질하세.
당겨 주소 톱질하세, 당겨 주소 톱질하세.
밀어 주소 톱질하세, 밀어 주소 톱질하세.

18

박의 크기가 큰 것부터 순서대로 빈칸에 숫자를 써 보세요.

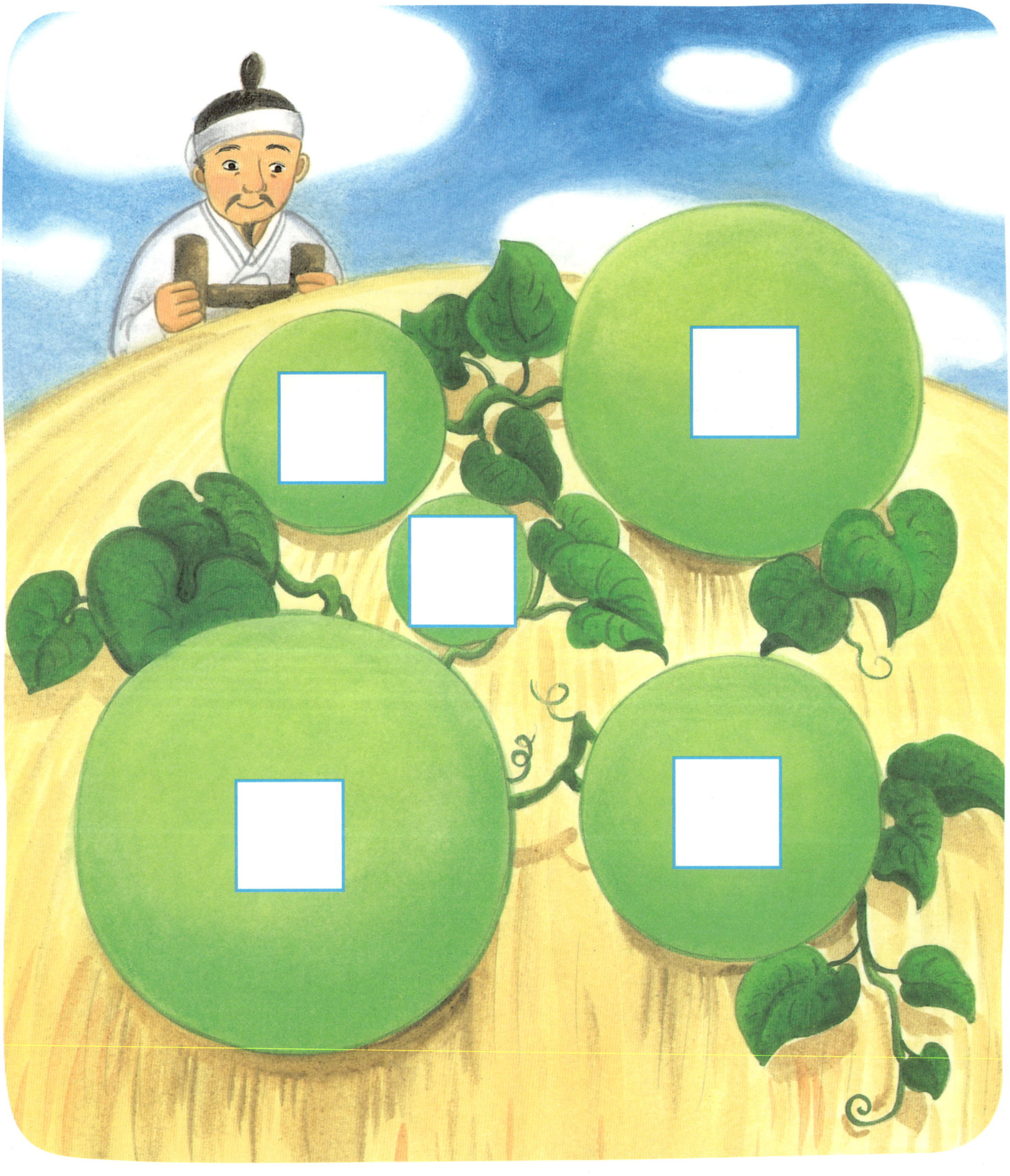

19

년 월 일 요일 이름

흥부 내외가 '탁!' 하고 첫 번째 박을 타자, 그 속에서 쌀과 귀한 음식들, 그리고 돈이 쏟아져 나왔어요. 그 모습을 색칠해 보세요.

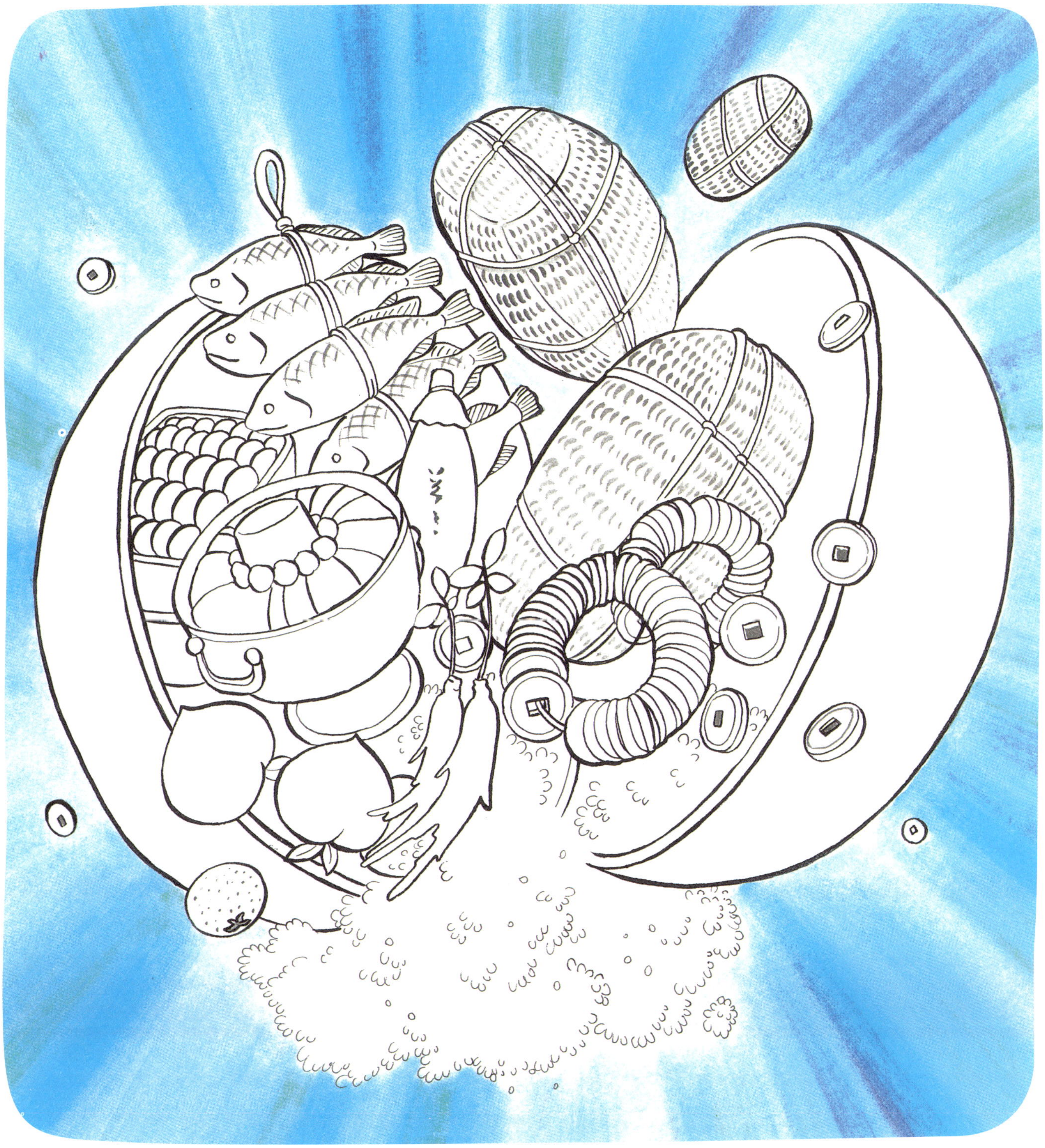

19

박 속에서 맛있는 떡이 나왔어요. 접시의 떡을 더해서 더 큰 접시에 그리고, 몇 개인지 빈칸에 숫자를 써 보세요.

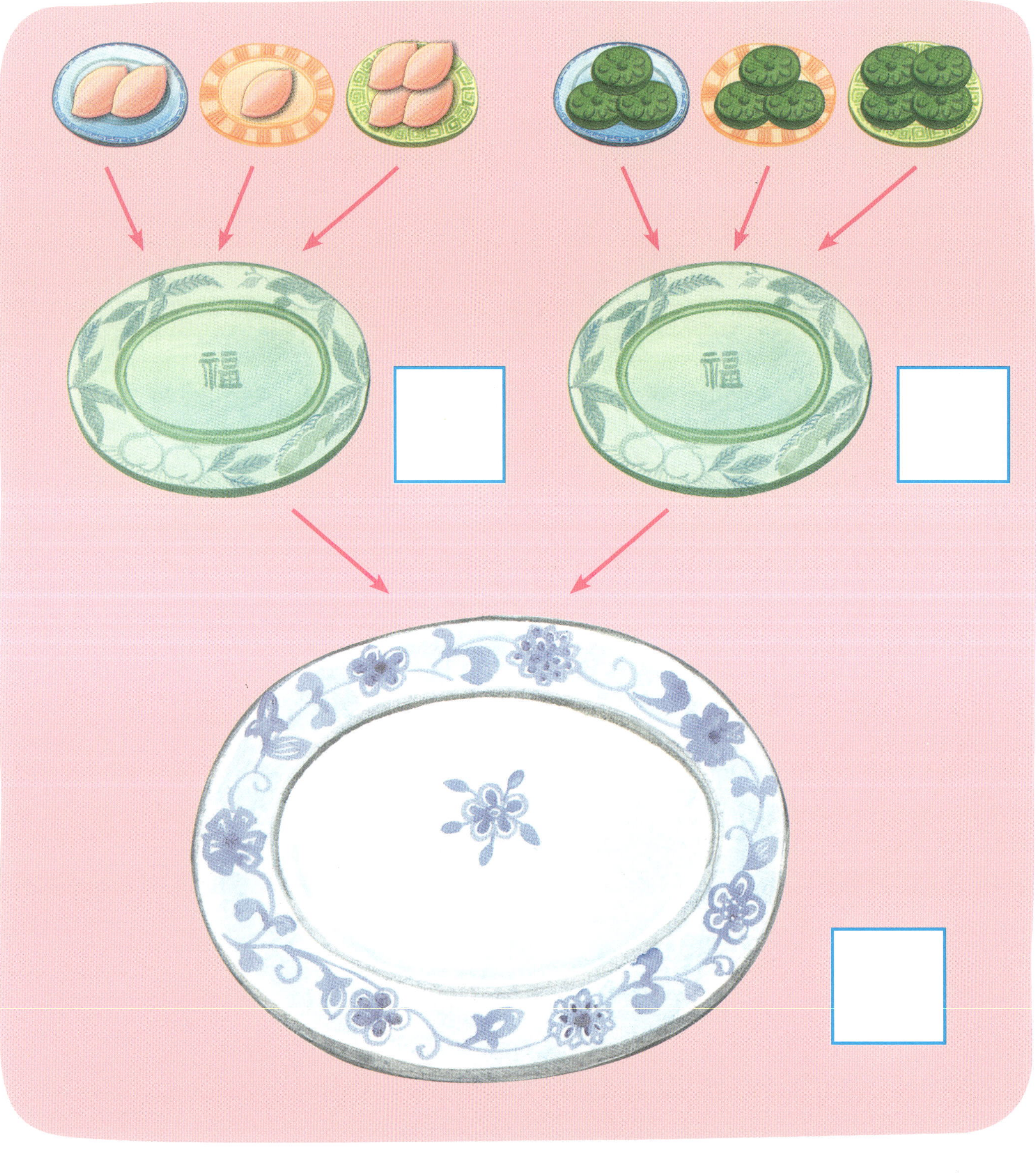

년   월   일   요일 이름

✏️ 흥부 내외가 '탁!' 하고 두 번째 박을 타자, 그 속에서 온갖 귀한 보물과 비단이 쏟아져 나왔어요. 그 모습을 색칠해 보세요.

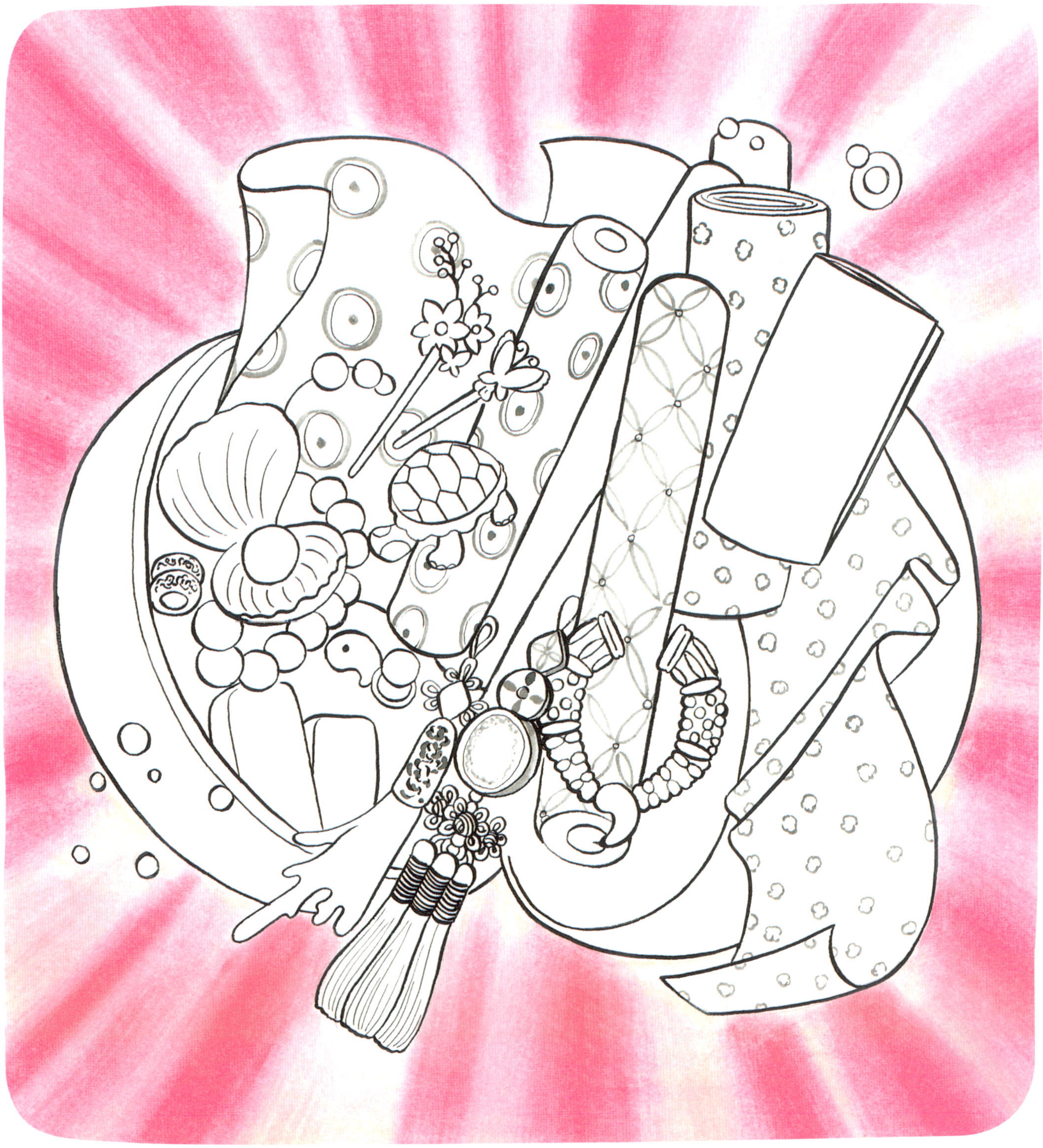

20

물건들이 놓여 있는 순서를 잘 보고, 빈칸에 각각 알맞은 모양을 그려 보세요.

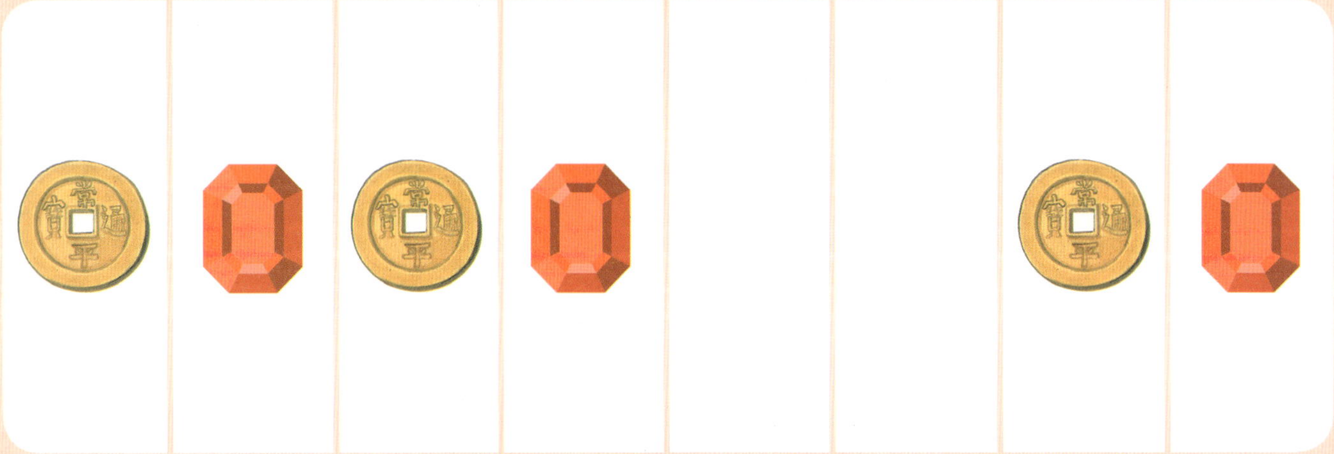

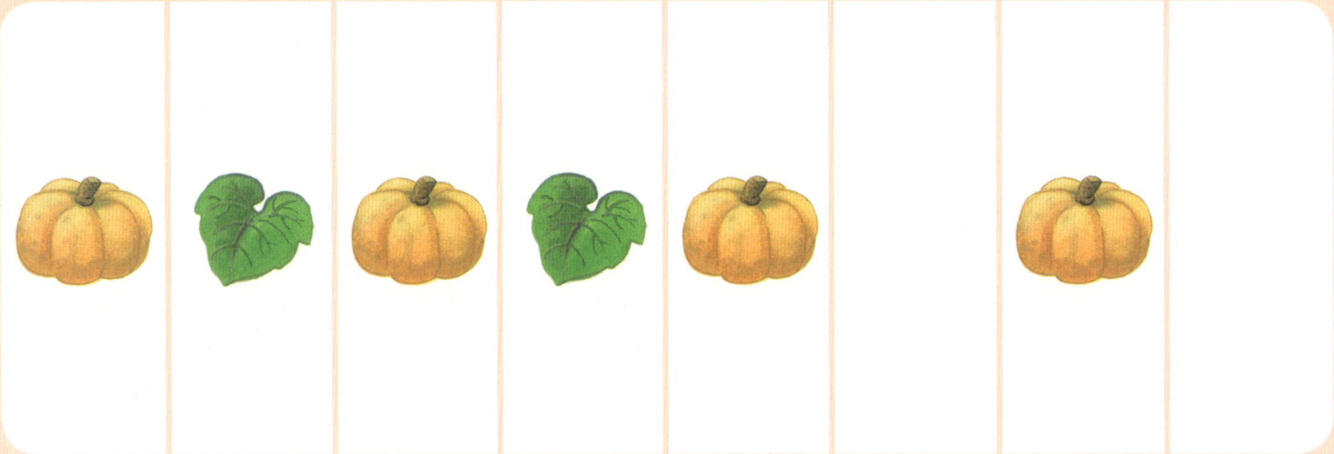

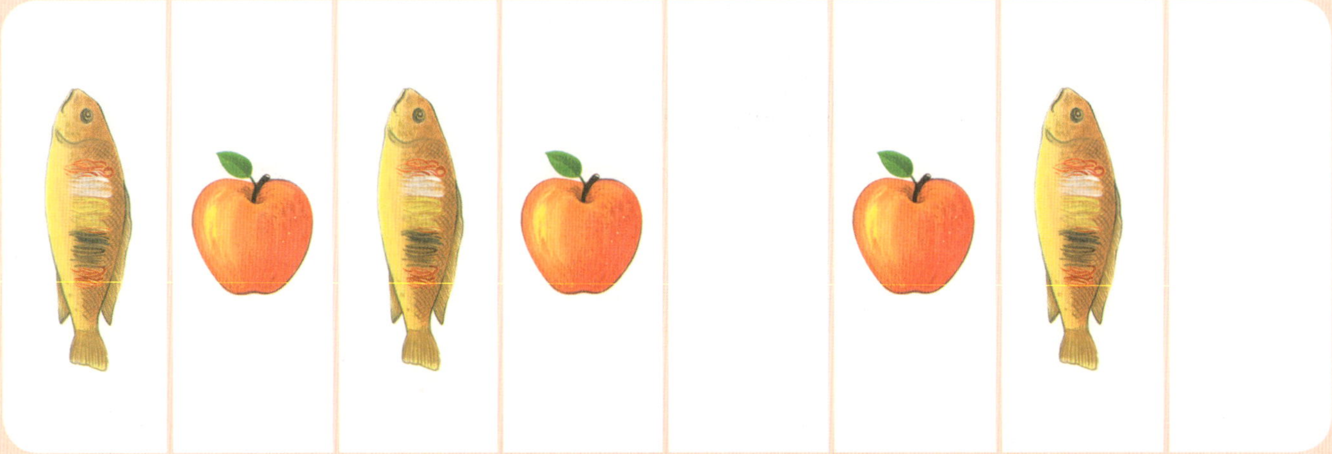

년   월   일 요일 이름

✏️ 흥부의 박에서는 계속해서 온갖 귀한 것들이 쏟아져 나왔어요. 흥부의 박에서 나온 것들을 모두 골라 색칠해 보세요.

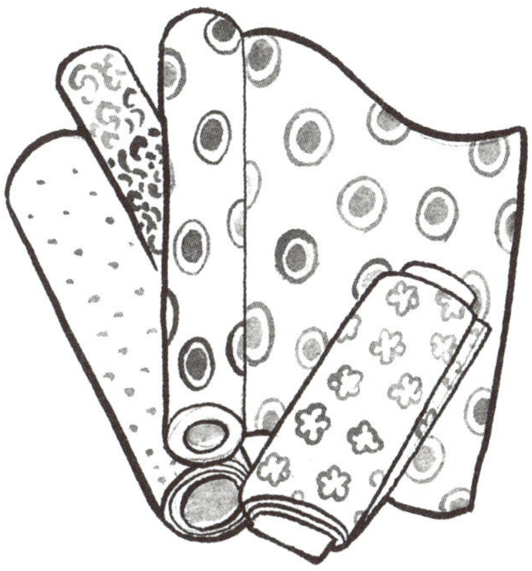

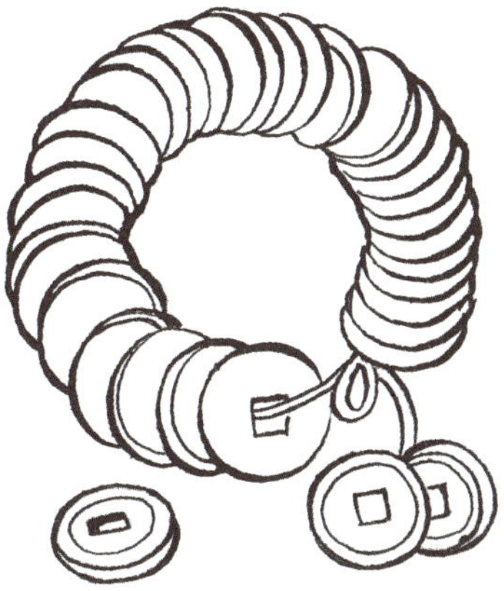

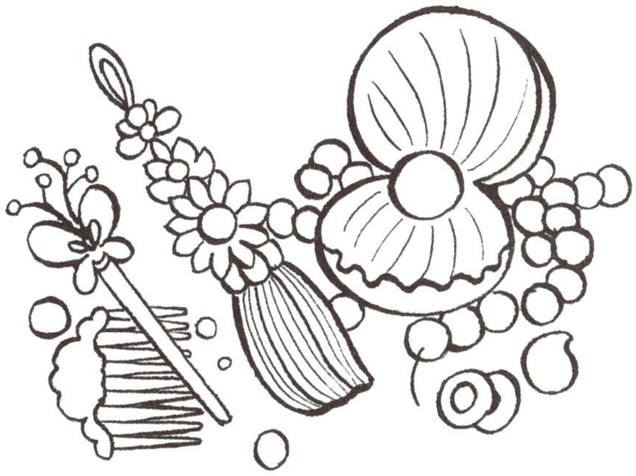

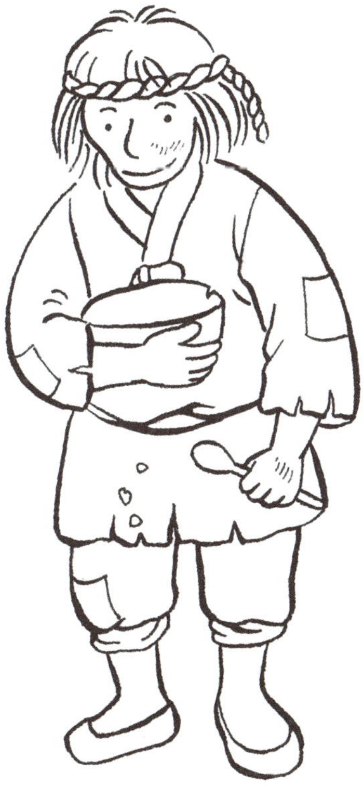

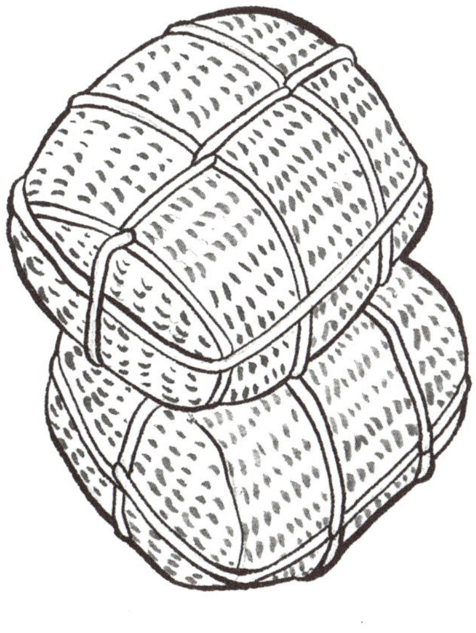

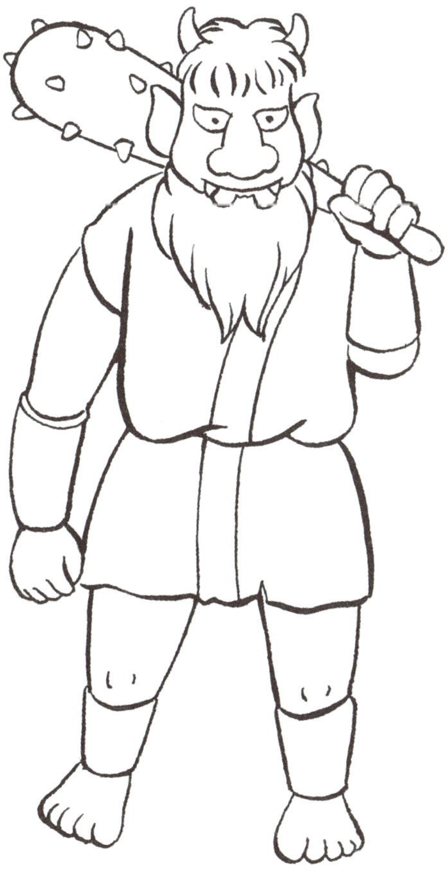

45

세 번째 박에서는 연장을 든 장인들이 나와 아흔아홉 칸 기와집을 뚝딱 짓고 사라졌어요. 아흔아홉 칸을 세면서 빈칸에 빠진 숫자를 써 보세요.

1	2	3	4	5	6	7	8	9	10
11	12		14	15	16				
		23						29	30
31					36				
	42					47			50
51				55				59	60
61	62	63	64			67	68		70
				75	76				
81		83	84			87	88	89	90
91	92		94	95	96		98	99	

년　　　　월　　　　일　　　요일　이름

갑자기 부자가 된 흥부의 소문을 듣고 놀부는 흥부를 찾아갔어요. 놀부는 흥부에게 자세한 이야기를 듣고 커다란 돈궤를 얻어 집으로 돌아왔어요. 그 모습을 색칠해 보세요.

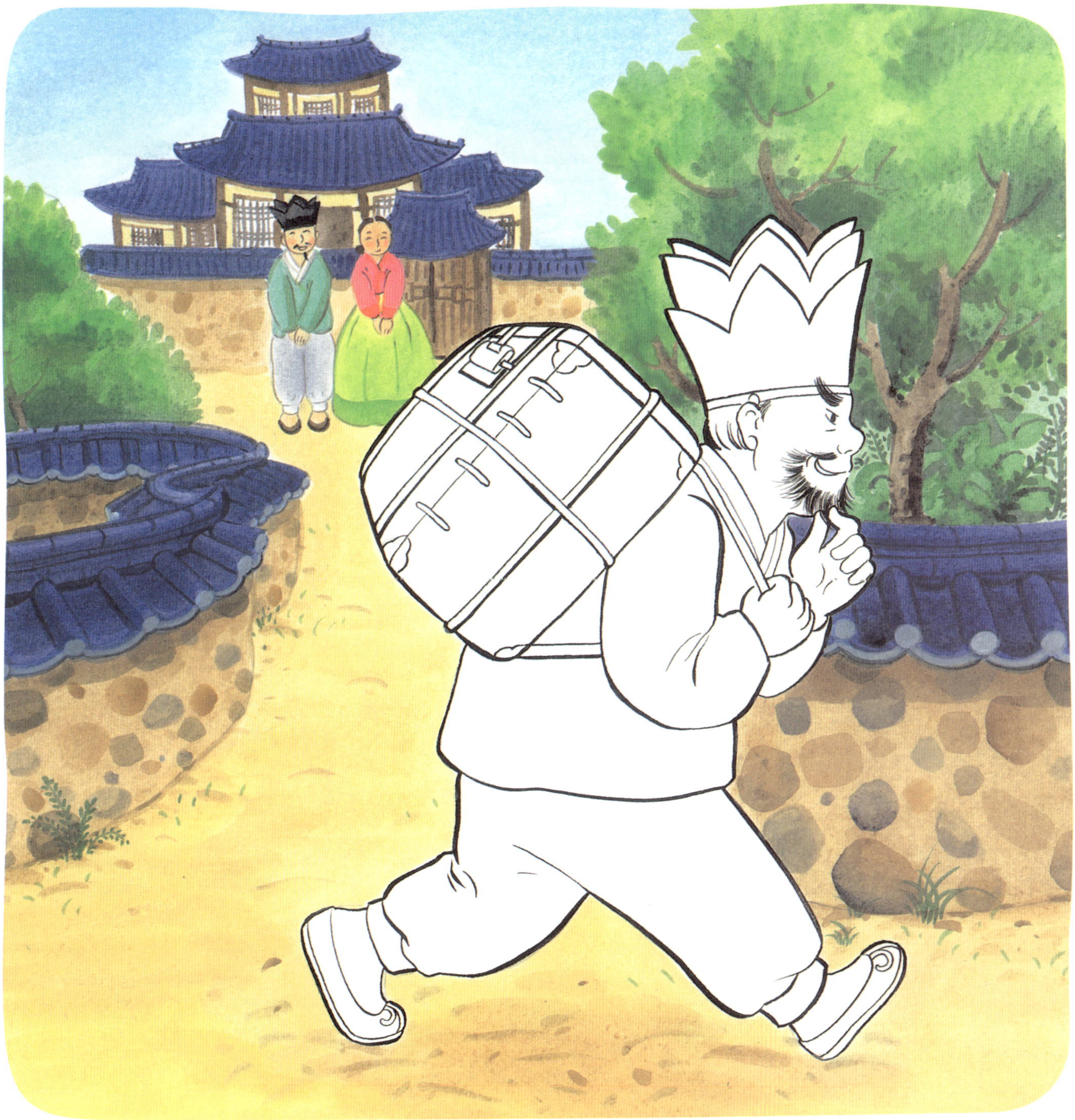

22

집에 돌아온 놀부는 돈궤를 열어 보고 엽전을 하나라도 잃어버릴까 봐 긴 끈에 단단히 꿰었어요. 점선을 따라서 엽전 꿰는 긴 끈을 그려 보세요.

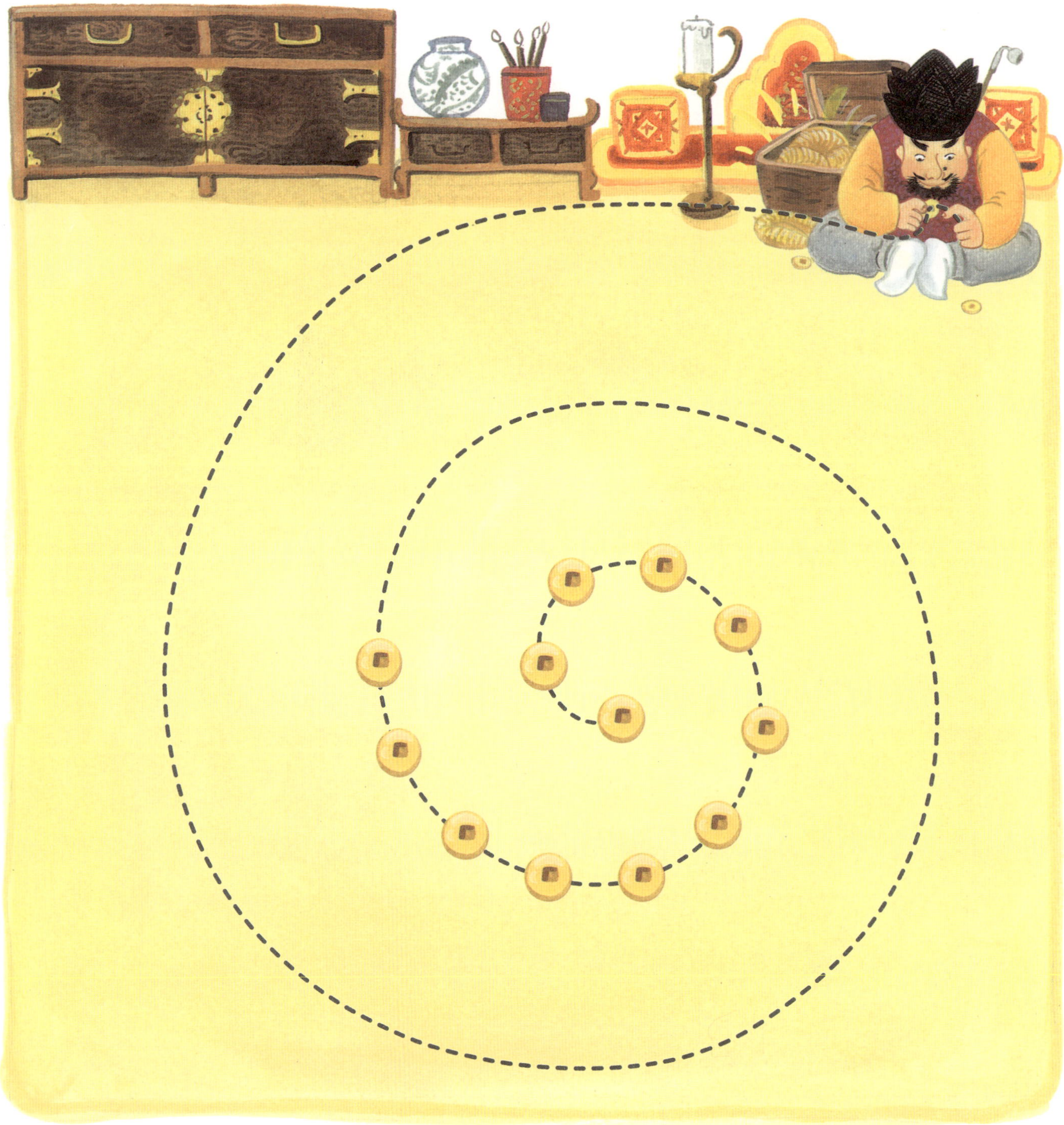

년   월   일   요일   이름

흥부의 이야기를 들은 놀부는 제비 다리를 일부러 부러뜨려 놓고 치료했어요. 제비는 제비 왕에게 그 사연을 고하고 박씨 하나를 얻어 놀부에게 주었지요. 놀부의 고약한 모습을 색칠해 보세요.

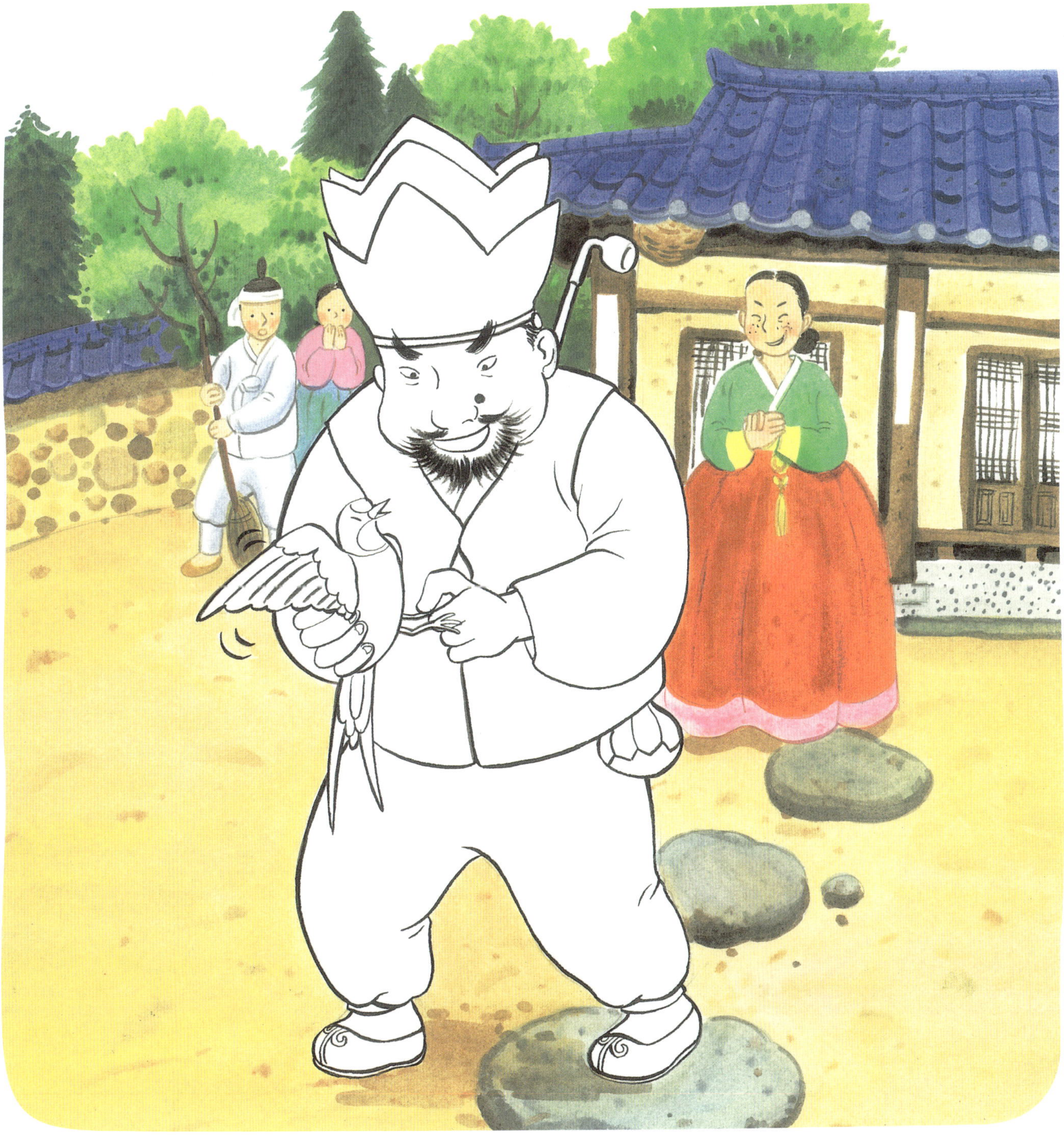

보통 사람은 오장육부인데, 놀부는 심술보가 하나 더 있어서 오장칠부였어요. 아래에서 숫자 '6'에는 모두 ○, 숫자 '7'에는 모두 × 해 보세요.

3	6	7	5	1
2	9	8	6	3
6	2	6	1	4
4	7	9	5	7

24

년 .... 월 .... 일 .... 요일 이름 ....

놀부의 집에는 여섯 개의 커다란 박이 열렸어요. 큰 부자가 될 것을 기대하며 놀부가 첫 번째 박을 타자, 도둑과 걸인들이 쏟아져 나와 행패를 부리고 놀부의 재산을 빼앗았어요. 그 모습을 색칠해 보세요.

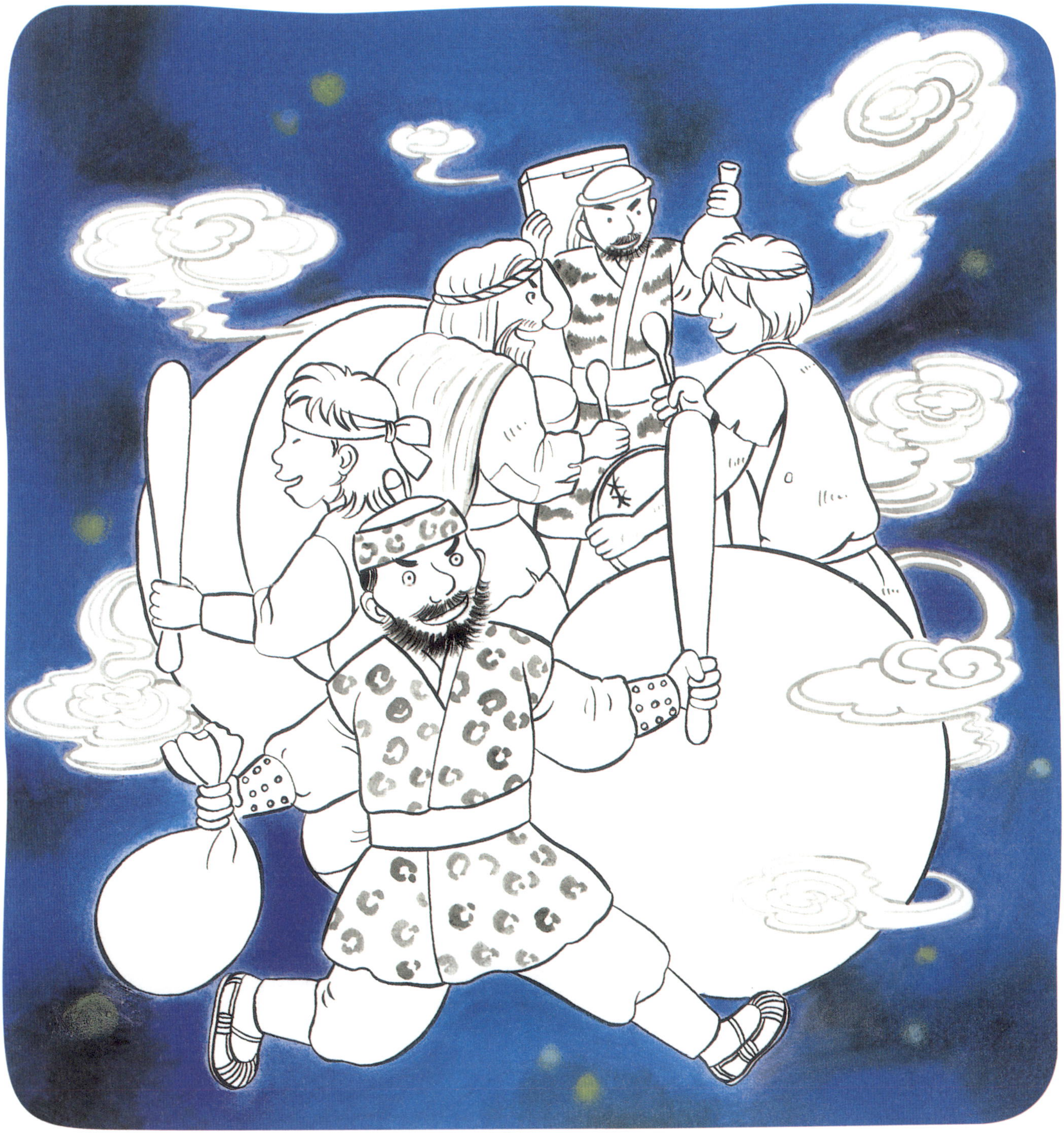

도둑과 걸인들은 놀부의 금고에서 돈을 가져갔어요. 줄어드는 돈을 세며 빈칸에 알맞은 숫자를 써 보세요.

10000	9000		7000
6000		4000	
2000		0	

1000		800	700
	500		300
200		0	

년   월   일   요일 이름

놀부가 두 번째 박을 타자 커다란 상여가 나왔어요. 상복을 입은 사람들이 줄줄이 울면서 뒤따라 나와 놀부의 집에 상여를 세우고 장사를 지내려 했어요. 그 모습을 색칠해 보세요.

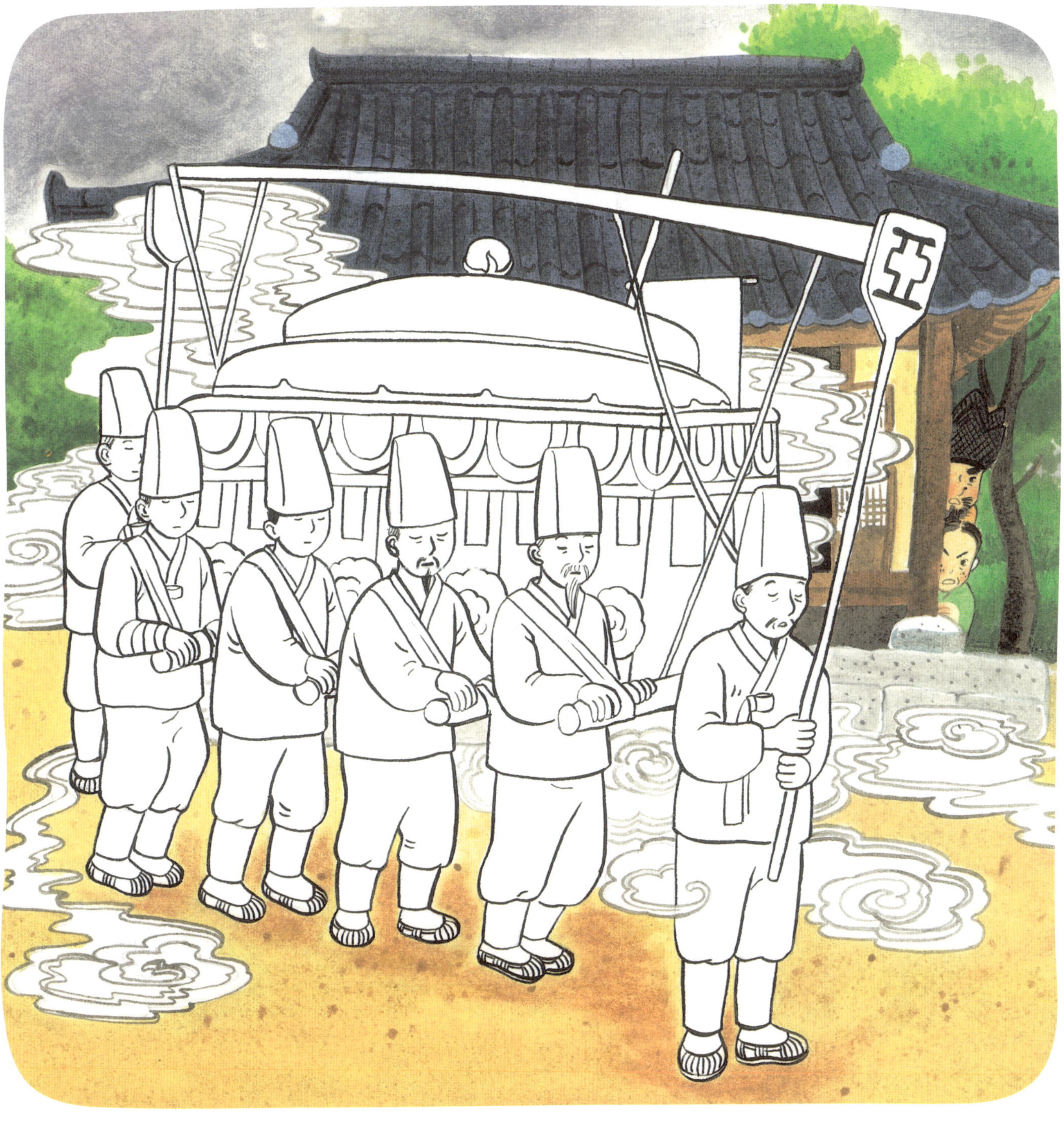

어르신들의 박 속에는 어떤 것들이 들어 있으면 좋을지 생각해서 빈 곳에 적어 보세요.

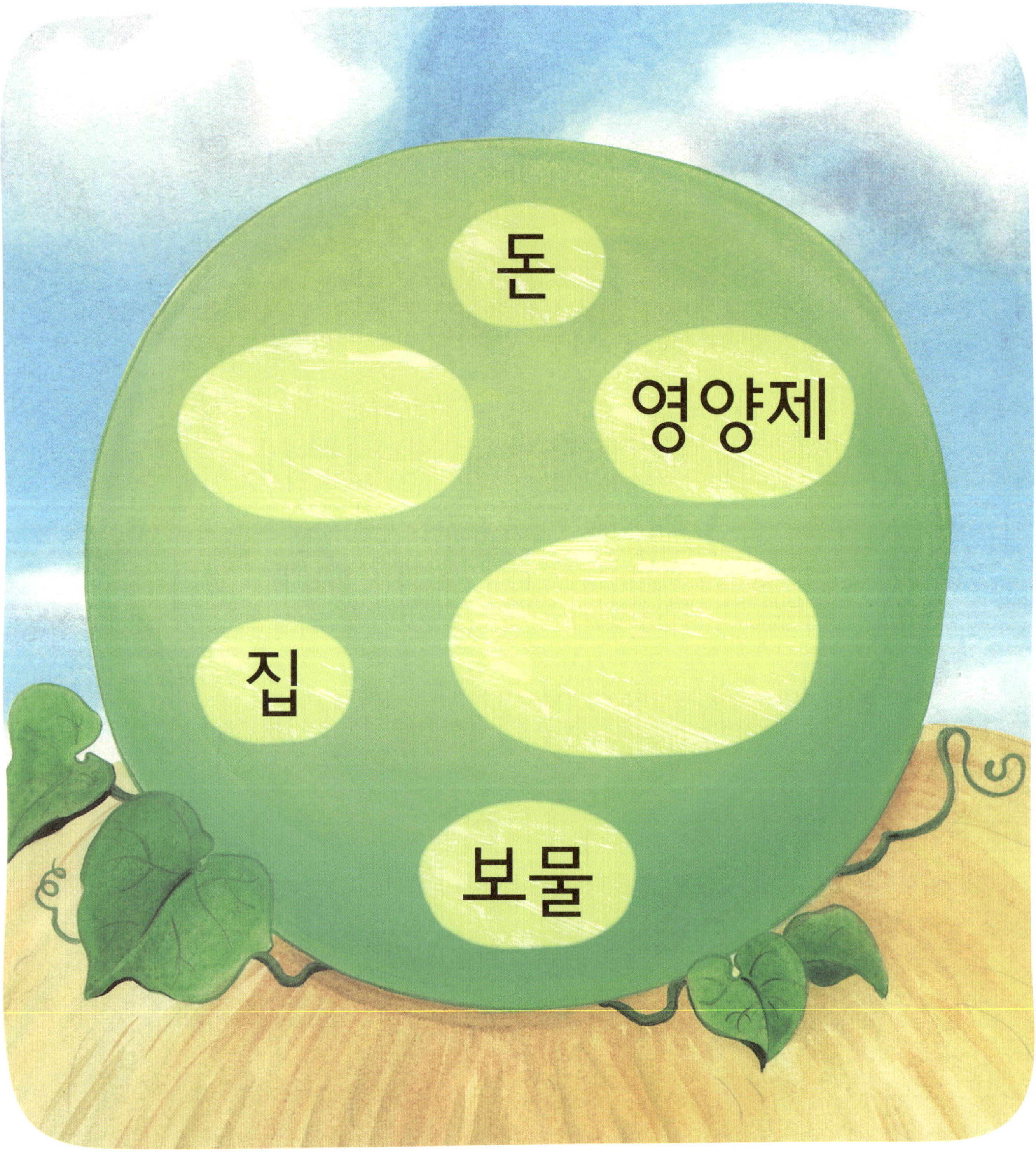

돈

영양제

집

보물

26

______ 년 ______ 월 ______ 일 ______ 요일 이름 ______

놀부의 박에서는 온갖 흉측한 것들이 쏟아져 나와 놀부를 괴롭혔어요. 놀부의 박에서 나온 것들을 모두 골라 색칠해 보세요.

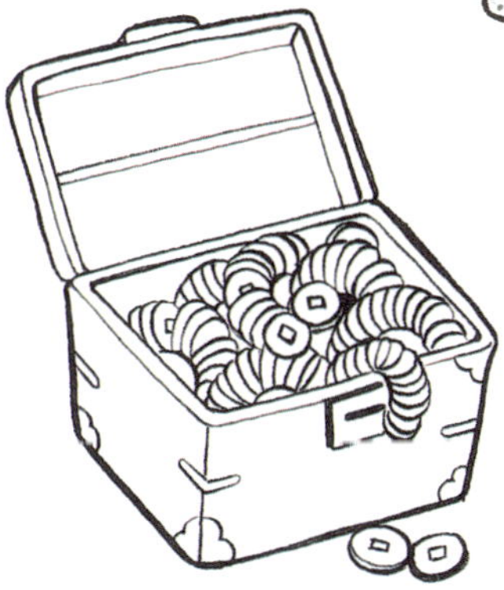

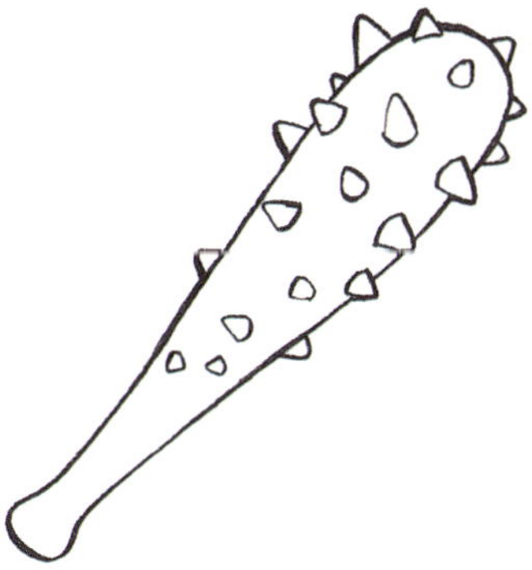

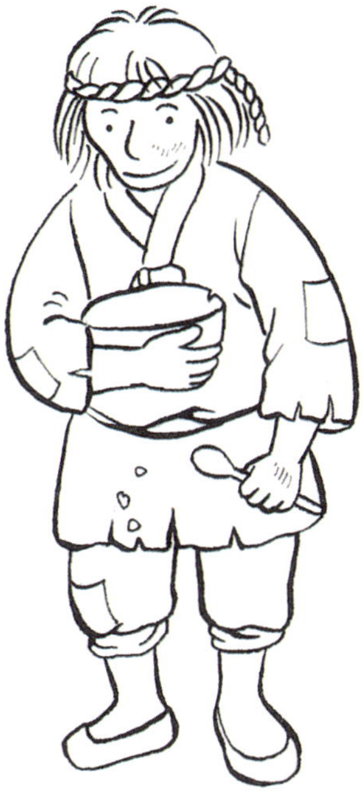

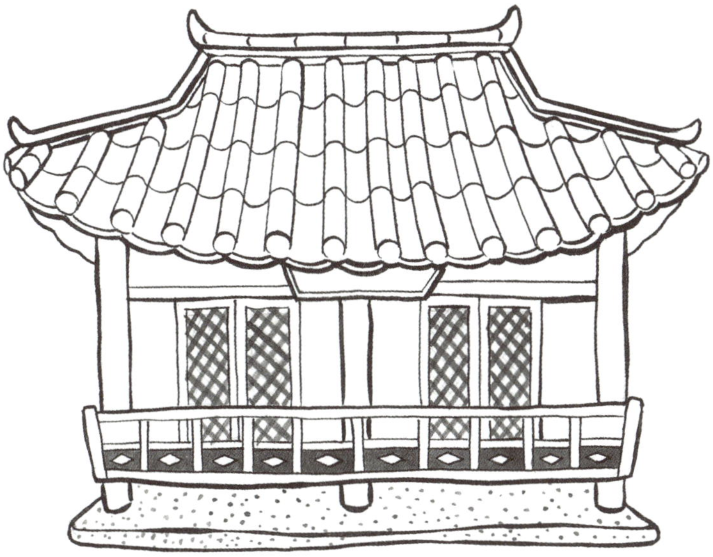

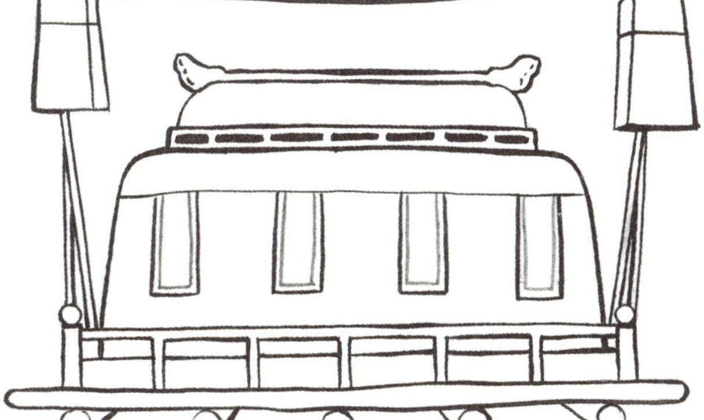

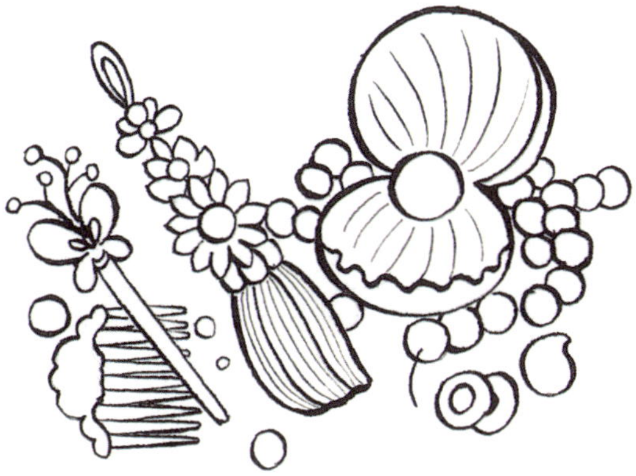

아래 속담을 잘 보고 빈칸에 들어갈 알맞은 말을 보기에서 골라 써 보세요.

보기

인심   재   쪽박
여든   낙   배

- 동냥은 안 주고 _____ 만 깬다.

- 다 된 밥에 _____ 뿌리기.

- 광에서 _____ 난다.

- 세 살 버릇 _____ 간다.

- 사촌이 땅을 사면 _____ 가 아프다.

- 고생 끝에 _____ 이 온다.

27

년 월 일 요일 이름

하루아침에 모든 재산을 잃고 알거지가 된 놀부는 대성통곡하며 흥부의 집을 찾아갔어요. 점선을 따라 10부터 1까지 숫자를 거꾸로 연결해서 흥부의 집에 도착해 보세요.

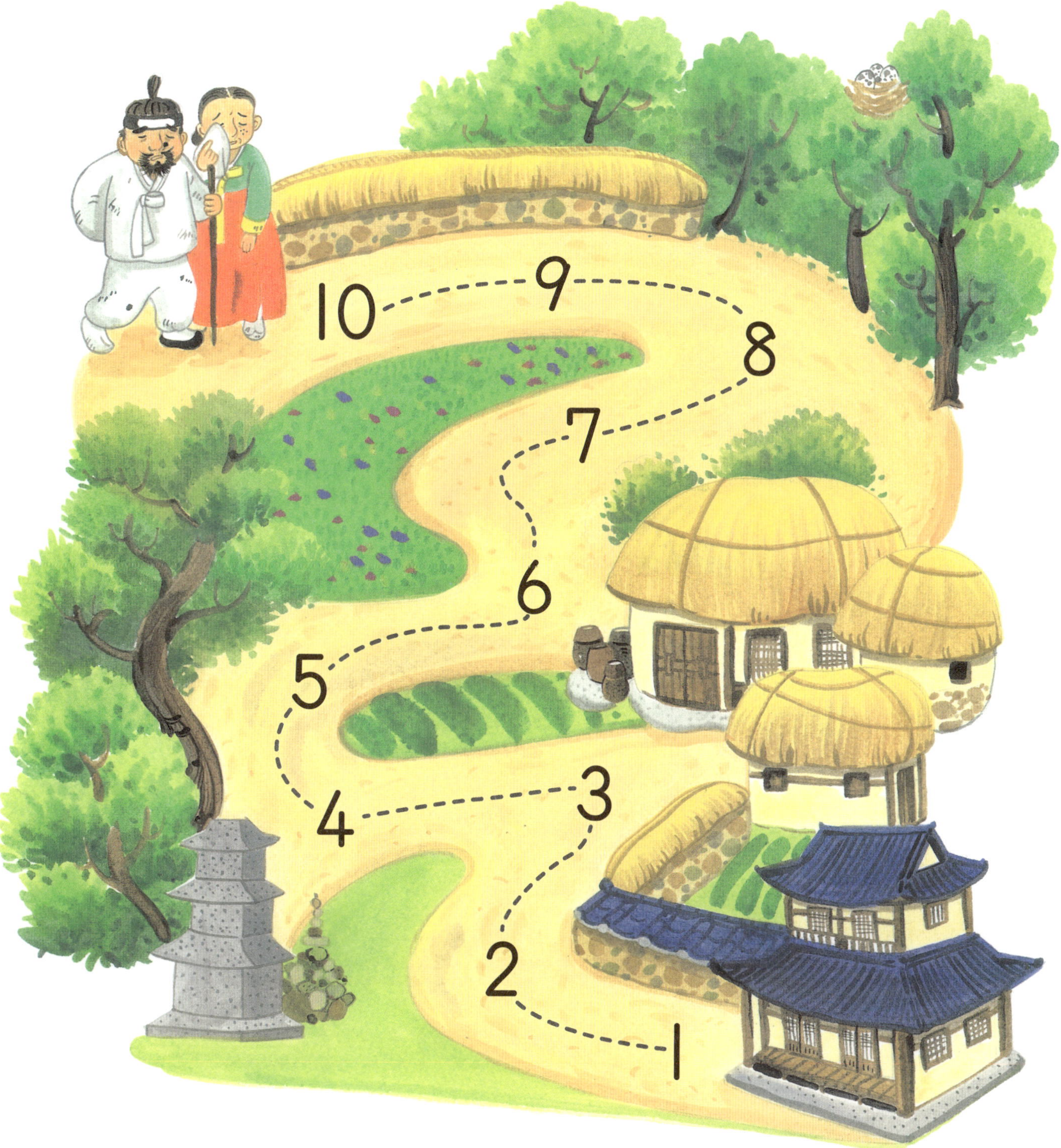

✏️ 아래의 내용이 맞으면 빈칸에 ○ 하고, 틀리면 ✕ 해 보세요.
(※63쪽의 부록으로 '○'와 '✕' 막대를 만들어 사용하세요.)

✏️ 흥부와 놀부 중 흥부는 형입니다.

✏️ 놀부는 심술보가 하나 더 있어 오장칠부입니다.

✏️ 흥부는 형 놀부에게 재산을 많이 받고 분가했습니다.

✏️ 흥부는 제비 다리를 고쳐 주었습니다.

✏️ 강남 갔던 제비는 흥부에게 금덩어리를 물어다 주었습니다.

✏️ 흥부의 박에서는 금은보화가 쏟아졌습니다.

✏️ 놀부의 박에서도 금은보화가 쏟아졌습니다.

✏️ 재산을 다 잃은 형 놀부를 흥부는 박대하였습니다.

년   월   일   요일 이름

흥부는 빈털터리가 된 놀부를 극진히 위로하며 자신의 재산을 반으로 나눠 주고 오래도록 우애 깊게 잘 살았어요. 그 모습을 색칠해 보세요.

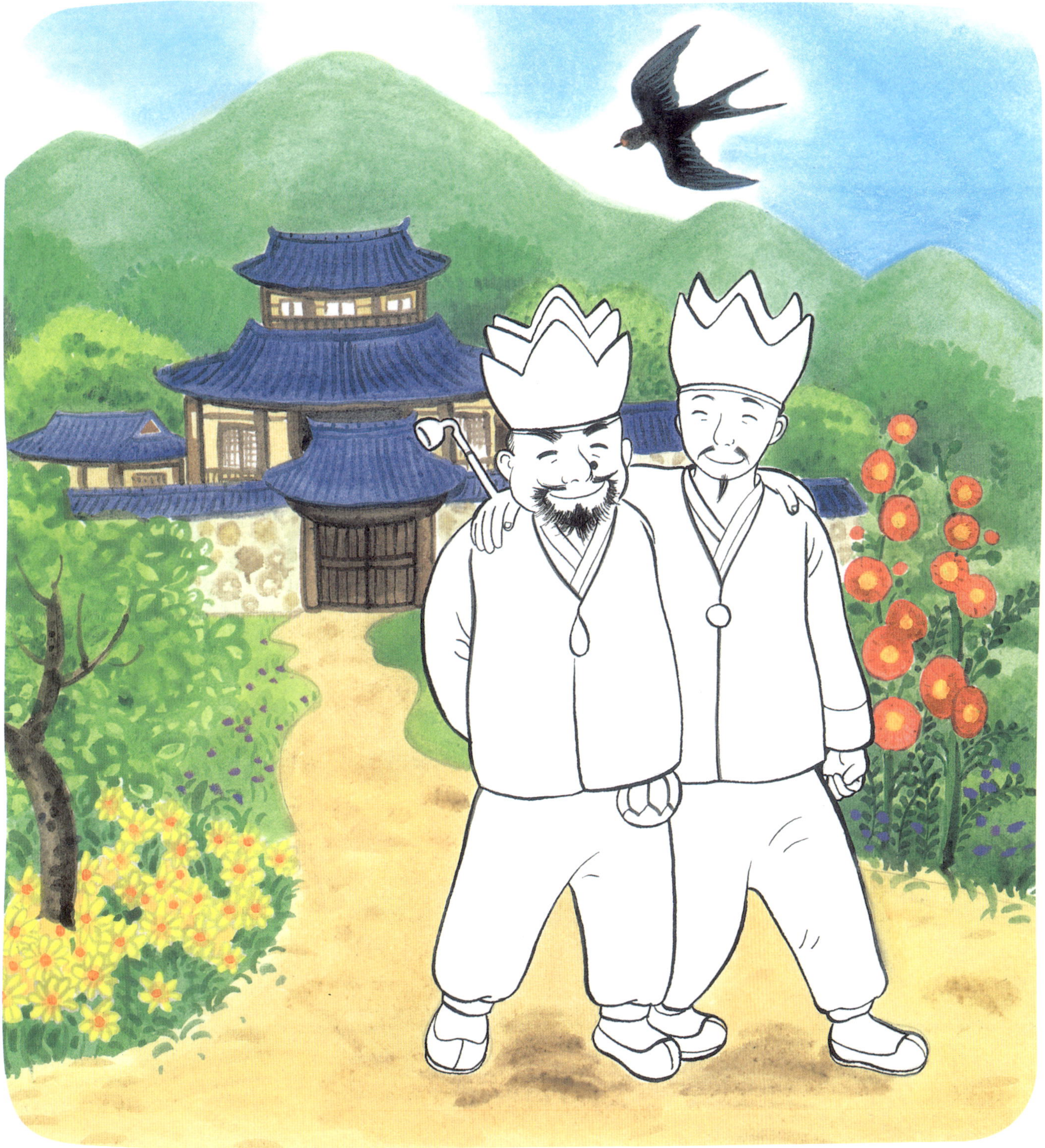

✏️ 아래 물음에 알맞은 답을 말하고 빈칸에 써 보세요.

✏️ 이야기에 나오는 형제의 이름은 무엇인가요?

_____ , _____

✏️ 흥부에게 복을 준 새의 이름은 무엇인가요?

_____

✏️ 그 새가 겨울이 되어 날아간 곳은 어디인가요?

_____

✏️ 제비가 흥부에게 물어 온 것은 무엇인가요?

_____

✏️ 흥부의 박 속에서는 무엇 무엇이 나왔나요?

_____ , _____ ,

✏️ 놀부의 박 속에서는 무엇 무엇이 나왔나요?

_____ , _____ ,

부록 1 선을 따라 오린 뒤, 막대에 붙여 사용하세요.

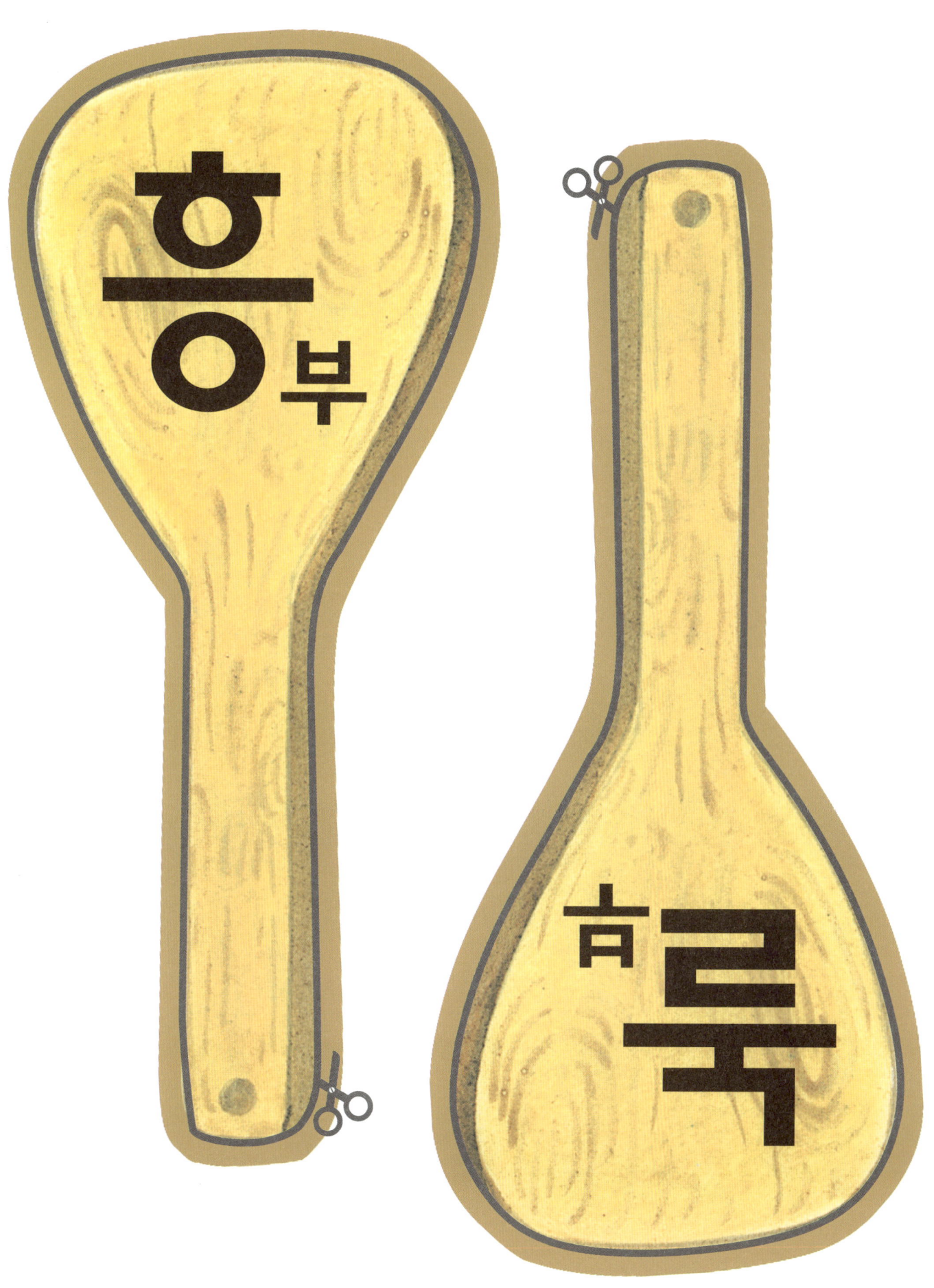

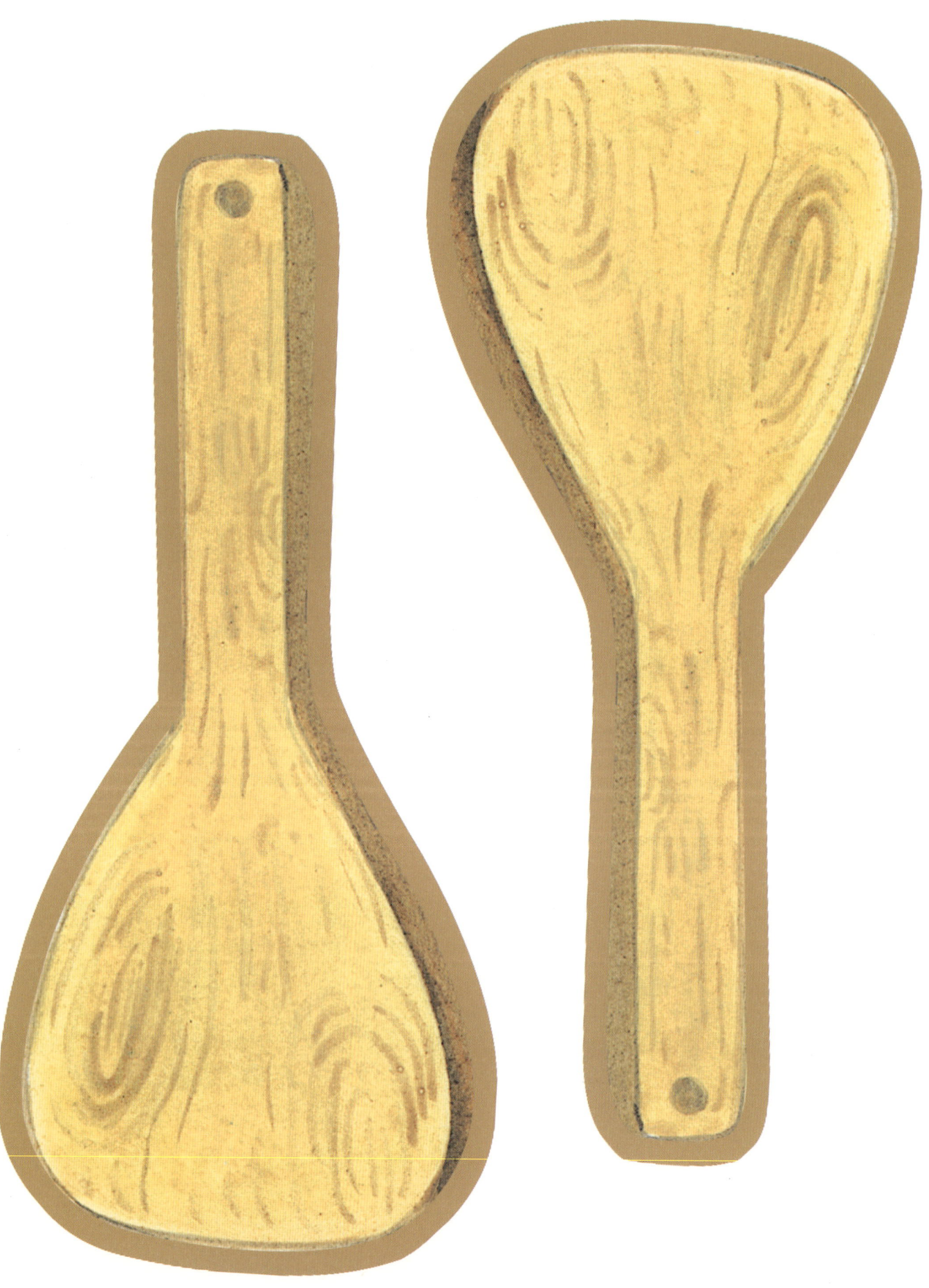

부록 2 선을 따라 오린 뒤, 막대에 붙여 사용하세요.

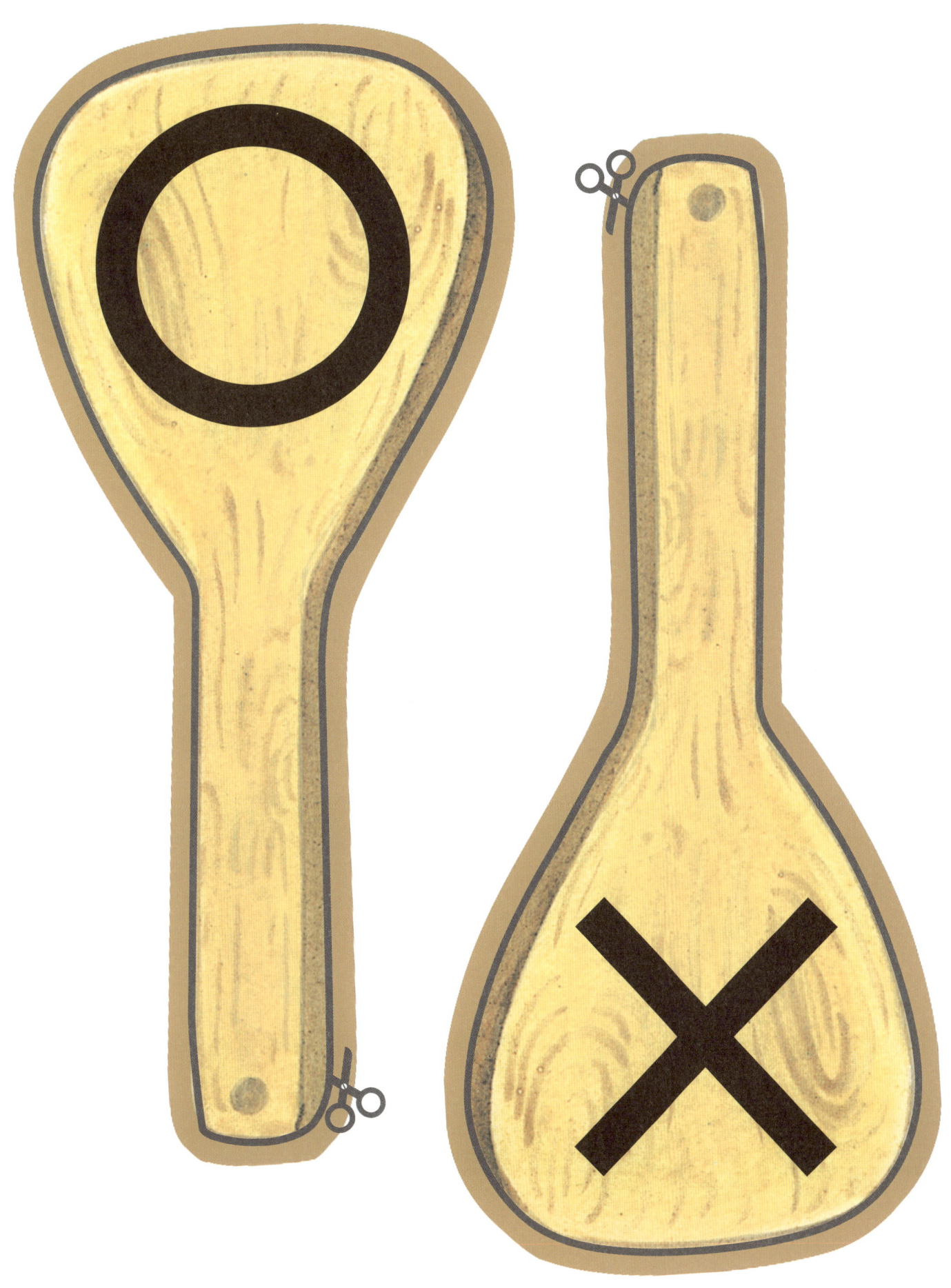

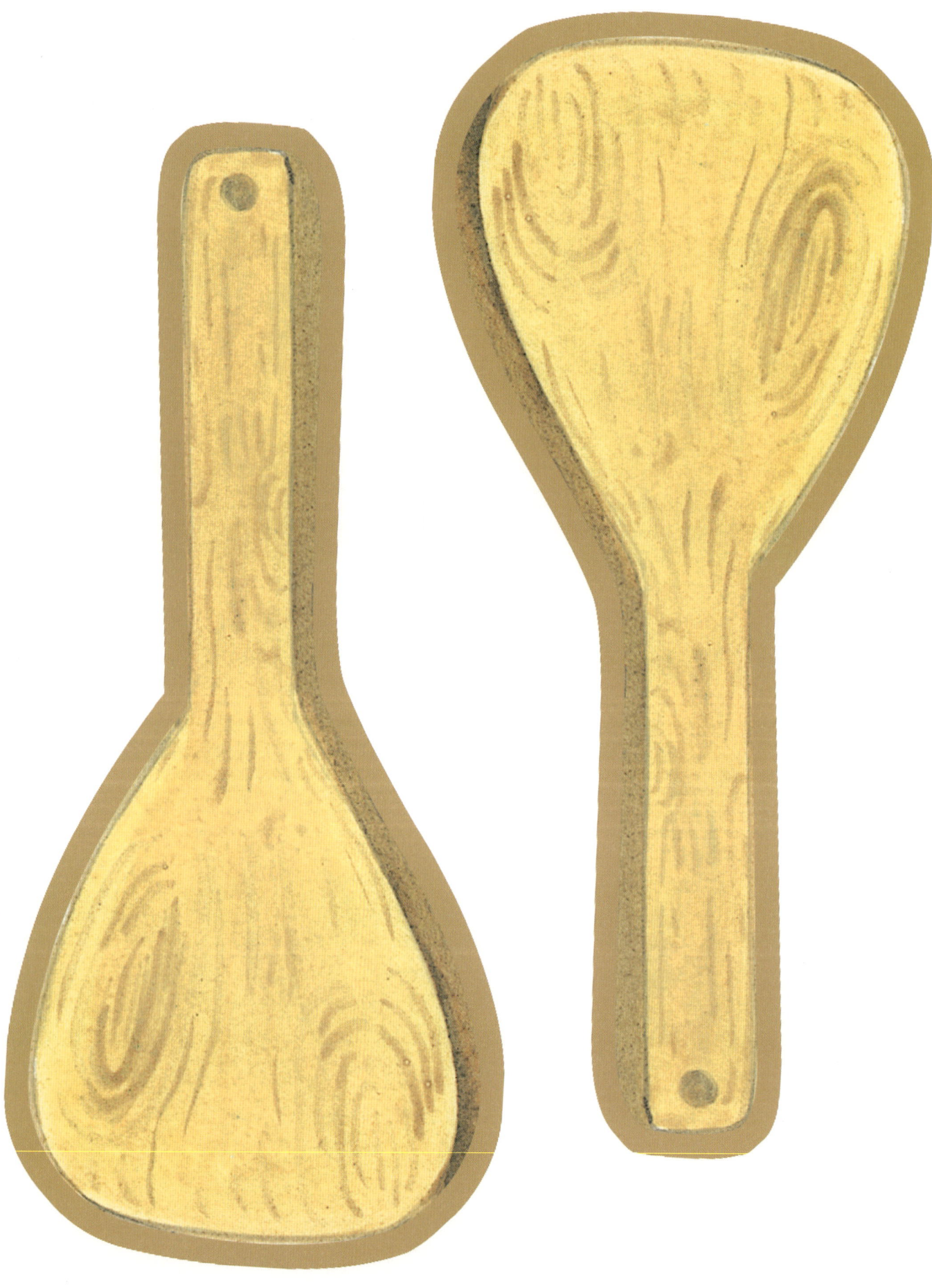

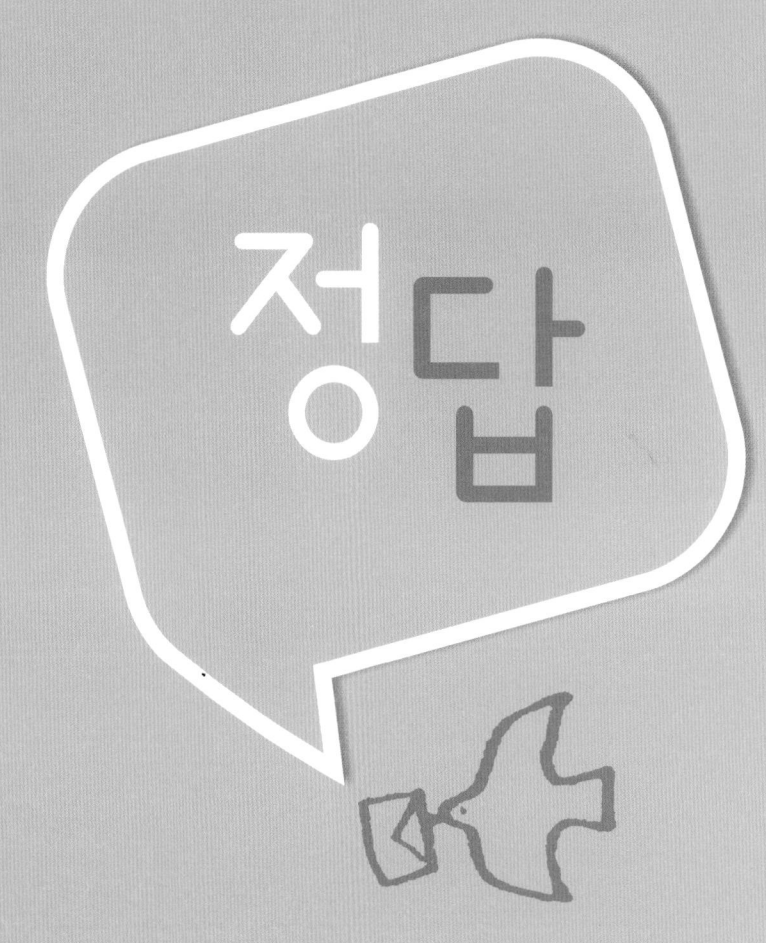

1 색칠 예시

✏️ 〈흥부전〉에 나오는 형제의 이름을 말해 보세요. 그리고 아래의 글자를 예쁘게 색칠해 보세요.

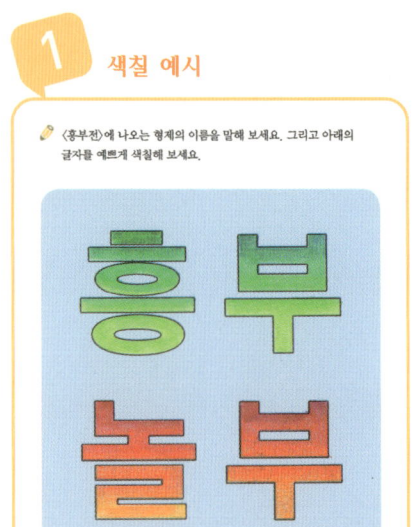

2

✏️ 흥부는 부모에게 효도하고 어른을 공경하며 이웃 간에 화목하게 지내는 착한 사람이었어요. 흥부의 행동으로 어울리는 것을 아래에서 모두 찾아 ◯해 보세요.

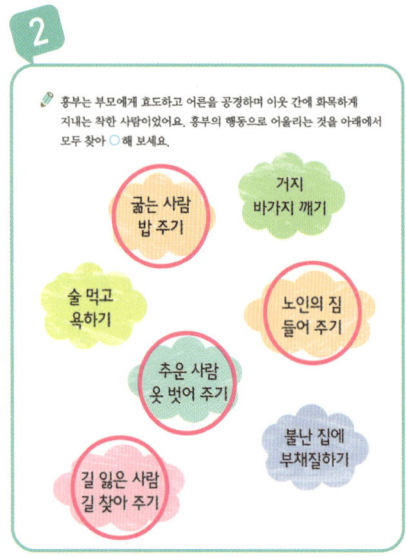

- 굶는 사람 밥 주기
- 거지 바가지 깨기
- 술 먹고 욕하기
- 노인의 집 들어 주기
- 추운 사람 옷 벗어 주기
- 불난 집에 부채질하기
- 길 잃은 사람 길 찾아 주기

4 색칠 예시

✏️ 놀부는 부모의 많은 재산을 독차지하고, 흥부 내외와 어린 자식들을 길거리로 내쫓았어요. 그 모습을 색칠해 보세요.

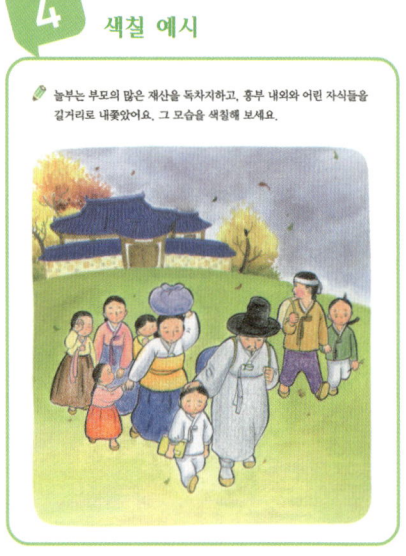

1

✏️ 아래의 이야기를 읽고 '흥부'라는 글자가 나오면 '흥' 막대를 들고, '놀부'라는 글자가 나오면 '놀' 막대를 들어 보세요.
(※61쪽의 부록으로 '흥'과 '놀' 막대를 만들어 사용하세요.)

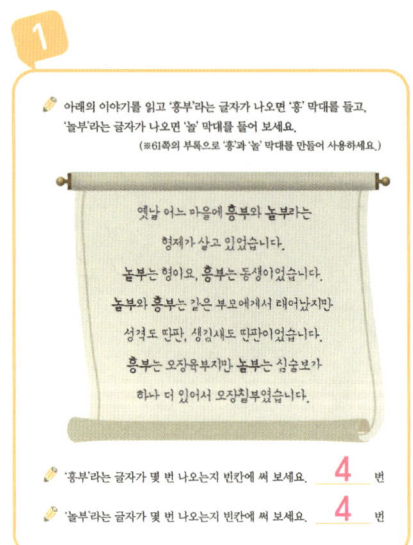

옛날 어느 마을에 **흥부**와 **놀부**라는 형제가 살고 있었습니다. **놀부**는 형이요, **흥부**는 동생이었습니다. **놀부**와 **흥부**는 같은 부모에게서 태어났지만, 성격도 딴판, 생김새도 딴판이었습니다. **흥부**는 오장육부지만, **놀부**는 심술보가 하나 더 있어서 오장칠부였습니다.

- '흥부'라는 글자가 몇 번 나오는지 빈칸에 써 보세요. **4** 번
- '놀부'라는 글자가 몇 번 나오는지 빈칸에 써 보세요. **4** 번

3 색칠 예시

✏️ 심술궂은 놀부의 모습을 색칠해 보세요.

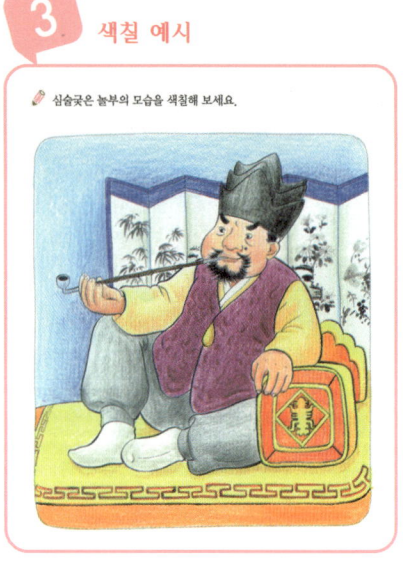

4

✏️ 쫓겨난 흥부의 가족은 모두 몇 명일까요? 더하기를 해서 빈칸에 알맞은 숫자를 써 보세요.

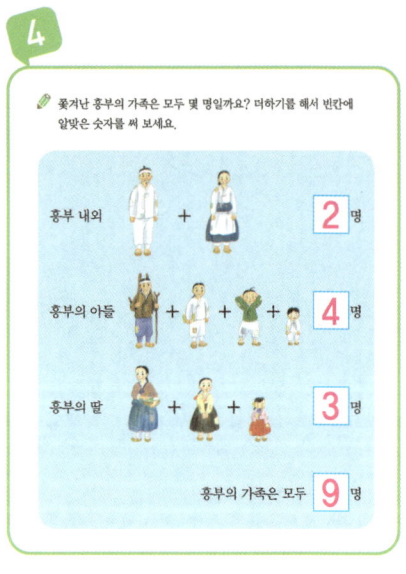

- 흥부 내외 + = **2** 명
- 흥부의 아들 + + + = **4** 명
- 흥부의 딸 + + = **3** 명
- 흥부의 가족은 모두 **9** 명

2 색칠 예시

✏️ 착한 흥부의 모습을 색칠해 보세요.

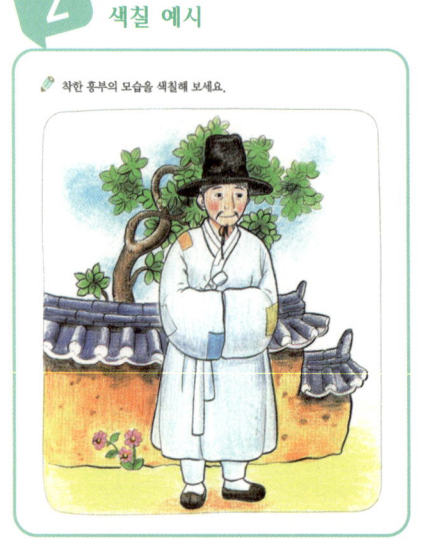

3

✏️ 놀부는 심술궂고 욕심이 많으며, 부모를 공경하지 않고 이웃에게 인정이 없는 사람이었어요. 놀부의 행동으로 어울리는 것을 아래에서 모두 찾아 ◯해 보세요.

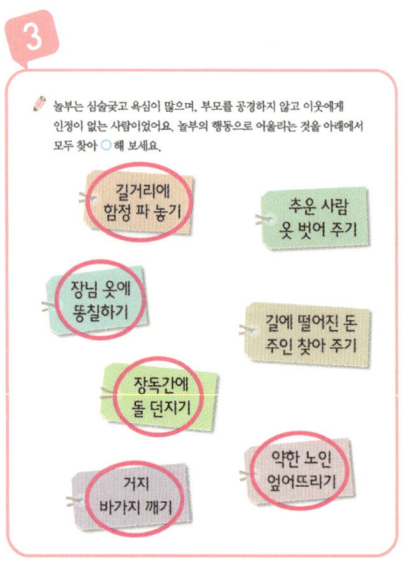

- 길거리에 함정 파 놓기
- 추운 사람 옷 벗어 주기
- 장님 옷에 똥칠하기
- 길에 떨어진 돈 주인 찾아 주기
- 장독간에 돌 던지기
- 거지 바가지 깨기
- 약한 노인 엎어뜨리기

5 색칠 예시

✏️ 흥부는 많은 식구들을 데리고 전국 방방곡곡을 떠돌며 구걸하다가, 결국 고향으로 돌아와 동네 어귀의 빈집을 찾아 살게 되었어요. 그 모습을 색칠해 보세요.

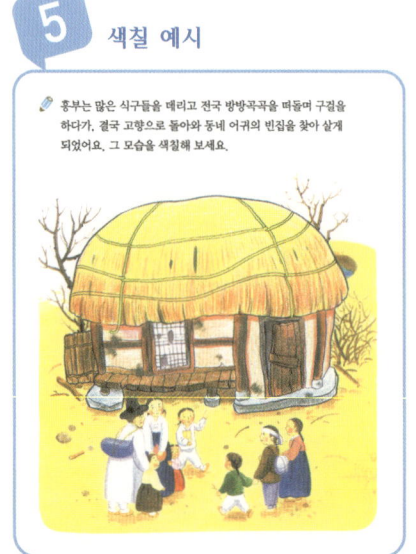

1 과 같이 큰 번호는 앞면을, 1 과 같이 작은 번호는 뒷면을 나타냅니다.

5
'흥부'에서 시작하여 화살표로 연결하며 끝말잇기를 해 보세요.

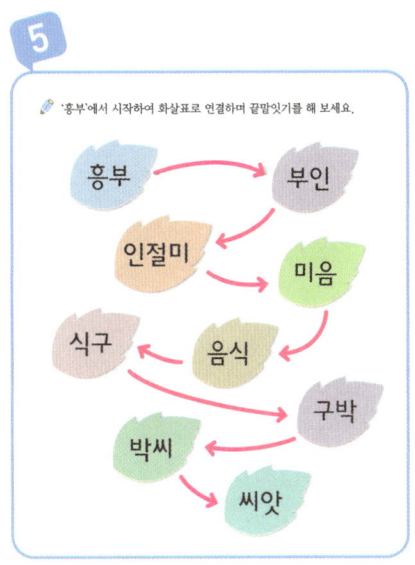

7 색칠 예시
흥부의 아내도 흥부를 도와 쉬지 않고 일했어요. 밭매기, 방아 찧기, 타작하기, 풀매질, 빨래, 베 짜기 등등 밤낮으로 품을 팔았지만 굶기만 했어요. 흥부 아내의 모습을 색칠해 보세요.

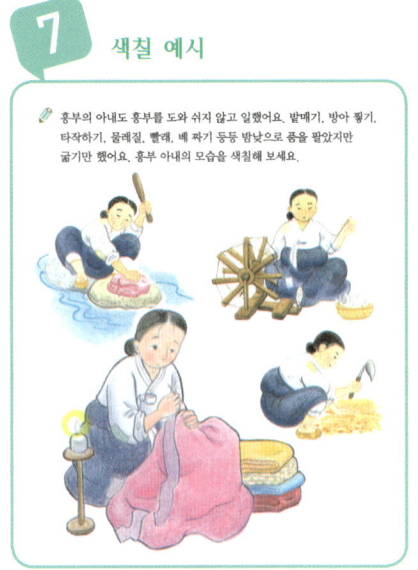

8
흥부의 아내는 가난한 신세를 한탄하며 가난 타령을 불렀어요. '아리랑' 노래에 맞춰 가난 타령을 불러 보세요.

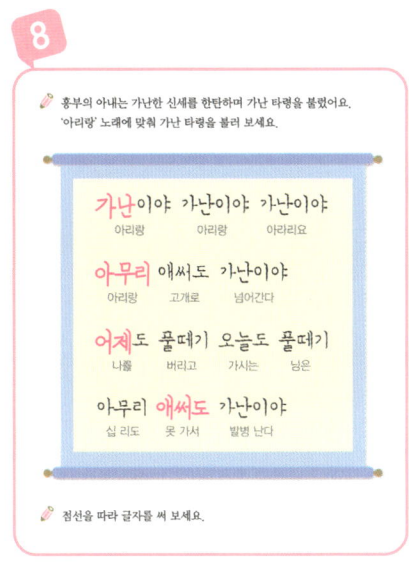

점선을 따라 글자를 써 보세요.

6 색칠 예시
흥부는 식구들을 위해 닥치는 대로 품을 팔았어요. 김매기, 장작 패기, 등짐 지기, 모내기, 품무질 등등 아무리 일해도 가난을 벗어나지 못했어요. 열심히 일하는 흥부의 모습을 색칠해 보세요.

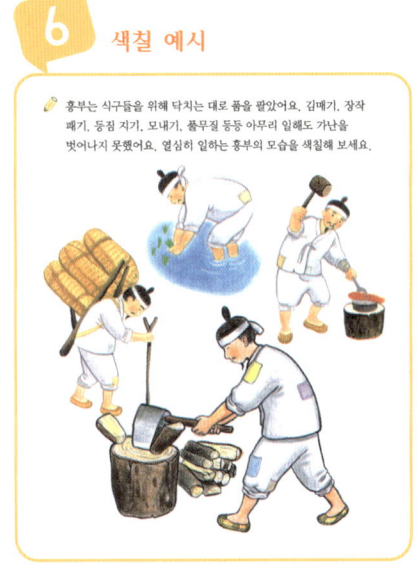

7 색칠 예시
흥부의 아내가 삯바느질을 한 옷들이에요. 아래에서 치마를 모두 찾아 예쁘게 색칠해 보세요.

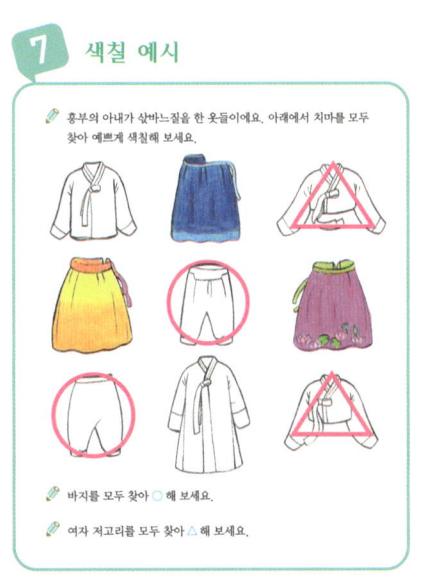

바지를 모두 찾아 ○해 보세요.
여자 저고리를 모두 찾아 △해 보세요.

9
배고파 우는 아이들을 보다 못한 흥부는 양식을 얻기 위해 커다란 자루를 지고 놀부의 집으로 향했어요. 놀부의 집으로 가는 길을 선으로 연결해 보세요.

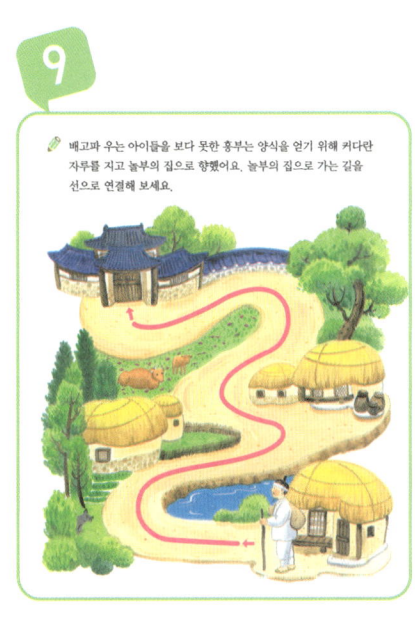

6
흥부는 집집마다 장작을 패어 주고 한 집에서 하루에 두 냥씩 품삯을 받았어요. 각 집에서 받은 돈을 세어 보고, 며칠씩 일했는지 빈칸에 알맞은 숫자를 써 보세요.

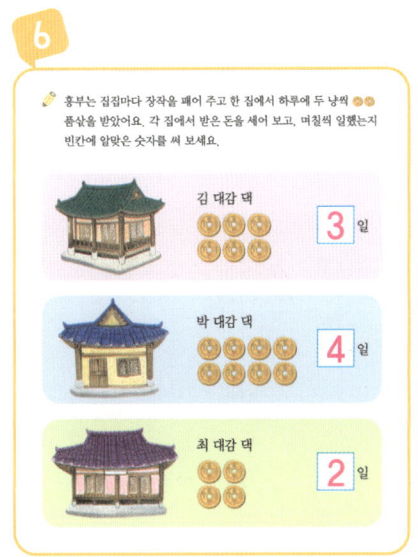

김 대감 댁 — 3 일
박 대감 댁 — 4 일
최 대감 댁 — 2 일

8 그림 예시
흥부 내외는 아무리 일해도 온 식구가 굶기를 밥 먹듯 하는 신세를 한탄했어요. 어린 자식들은 늘 배가 고파 울었어요. 흥부의 아이들에게 주고 싶은 음식을 그려 보세요.

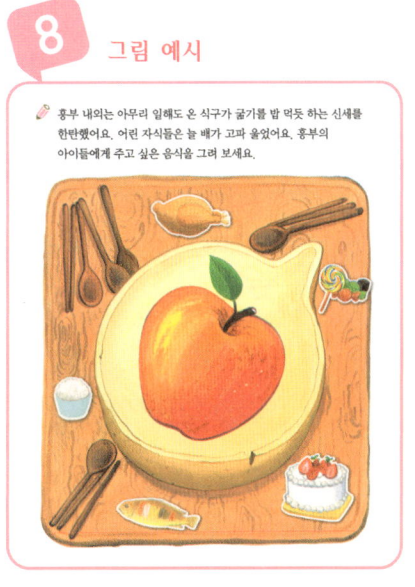

9
'흥부'라는 이름을 아래에서 모두 찾아 ○해 보세요.

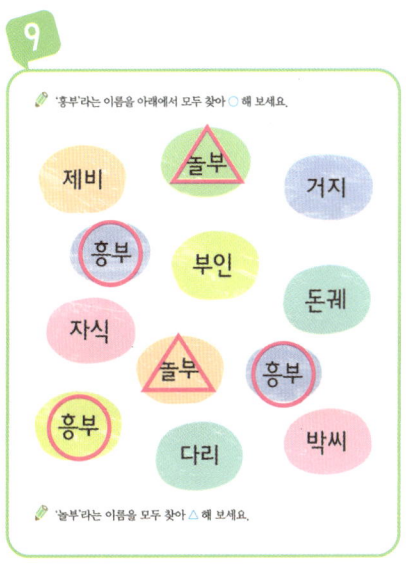

'놀부'라는 이름을 모두 찾아 △해 보세요.

10 색칠 예시

놀부의 곳간에는 쌀과 음식들, 그리고 금은보화가 가득했어요. 각각을 색칠하고, 수를 세어서 빈칸에 숫자를 써 보세요.

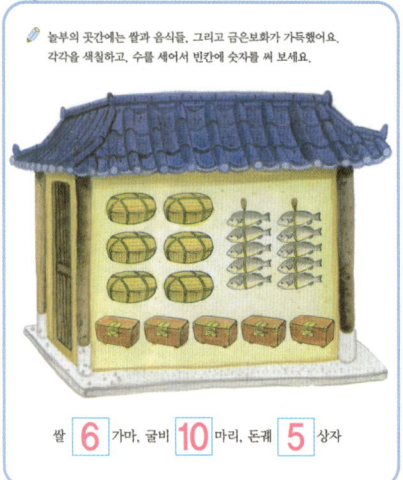

쌀 6 가마, 굴비 10 마리, 돈궤 5 상자

11

놀부 부인이 휘두른 주걱에는 밥풀이 붙어 있었어요. 밥풀의 수를 각각 세어서 빈칸에 숫자를 써 보세요.

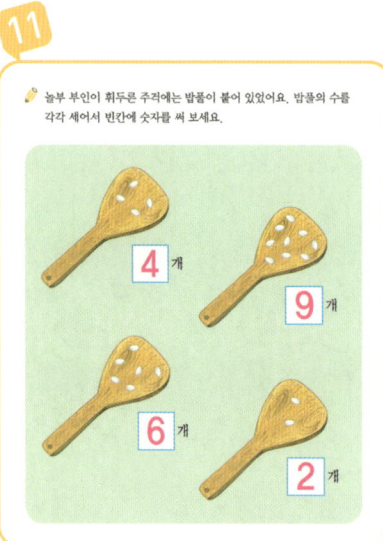

4 개, 9 개, 6 개, 2 개

13 색칠 예시

이른 봄, 강남에서 온 제비가 흥부의 집에 날아들었어요. 처마 밑에 집을 짓고 알을 낳아 새끼를 깐 모습을 색칠해 보세요.

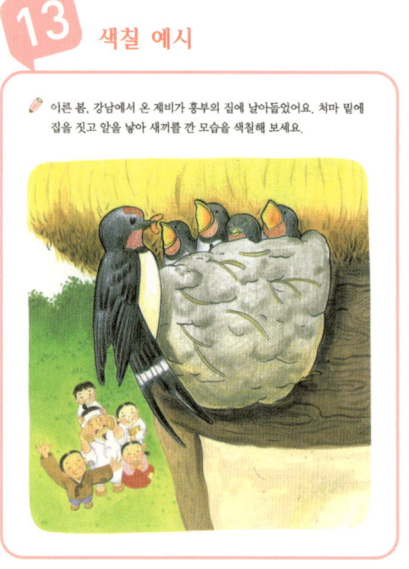

10

오리무중한 놀부의 집을 잘 보고 아래 물음에 답해 보세요.

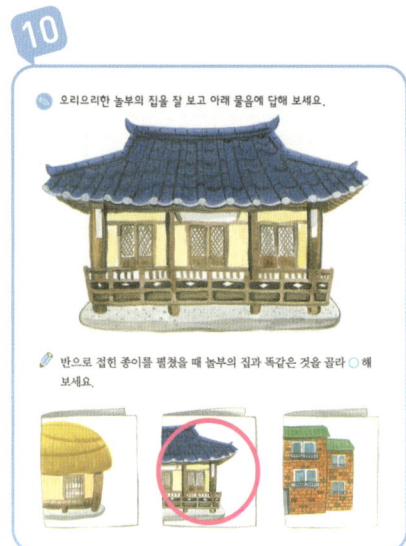

반으로 접힌 종이를 펼쳤을 때 놀부의 집과 똑같은 것을 골라 ○해 보세요.

12 그림 예시

놀부에게 매를 맞고 쫓겨난 흥부는 한없이 서러웠어요. 놀부와 흥부의 얼굴에 각각 어울리는 표정을 그려 보세요.

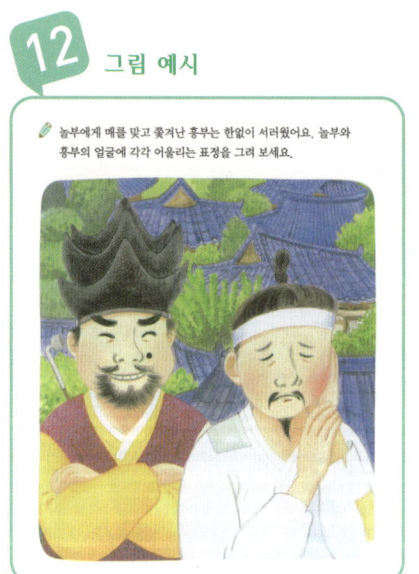

13

하늘에는 여러 종류의 새들이 날아다녔어요. 보기와 똑같이 생긴 제비를 모두 찾아 ○해 보세요.

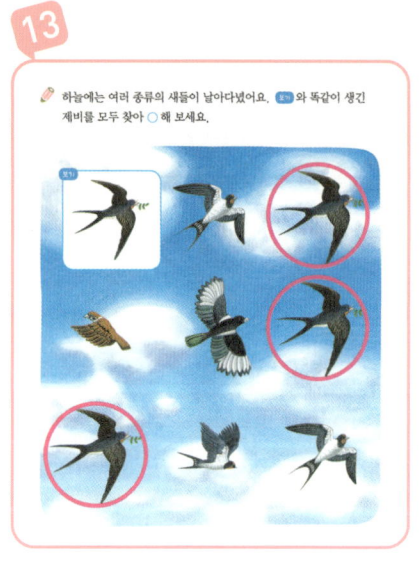

11 색칠 예시

놀부를 찾아간 흥부는 놀부에게 매를 맞고 쫓겨났어요. 심술이 더 고약한 놀부 부인은 밥주걱으로 흥부의 뺨을 후려쳤어요. 그 모습을 색칠해 보세요.

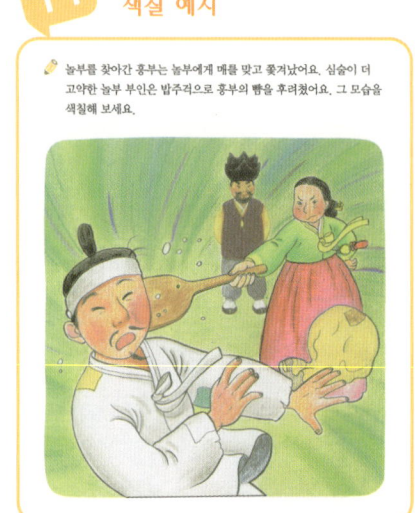

12

놀부 내외에게 매를 맞고 비틀거리며 돌아가던 흥부는 몇 걸음 못 가 주저앉기를 반복했어요. 각각의 걸음 수를 세어서 빈칸에 써 보세요.

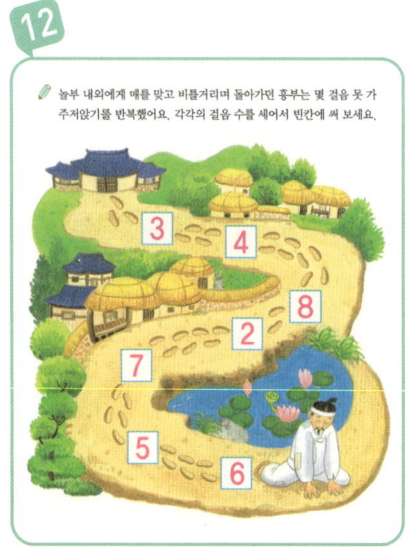

3, 4, 7, 2, 8, 5, 6

14 색칠 예시

어느 날, 구렁이 한 마리가 나타나 새끼 제비를 잡아먹으려 했어요. 흥부는 구렁이를 쫓아냈지만 새끼 제비는 다리가 부러졌지요. 제비 다리를 정성껏 고쳐 주는 흥부의 모습을 색칠해 보세요.

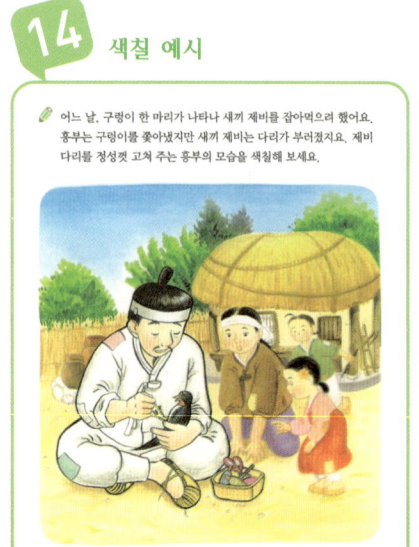

1 과 같이 큰 번호는 앞면을, 1 과 같이 작은 번호는 뒷면을 나타냅니다.

14
제비와 같이 날 수 있는 동물을 모두 찾아 ○해 보세요.

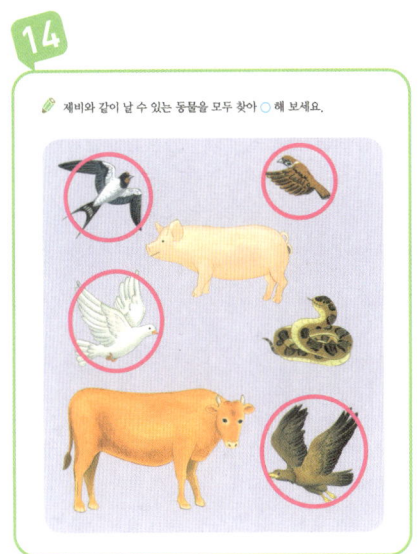

16 색칠 예시
강남으로 돌아간 제비는 다리를 고친 사연을 제비 왕에게 고하고, 왕은 흥부에게 박씨 하나를 선물하도록 했어요. 그 모습을 색칠해 보세요.

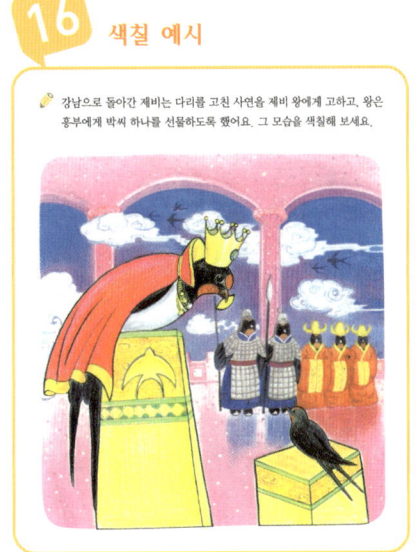

17
왼쪽에 놓여 있는 박의 위치를 잘 보고, 오른쪽 빈 곳에 똑같이 그려 보세요.

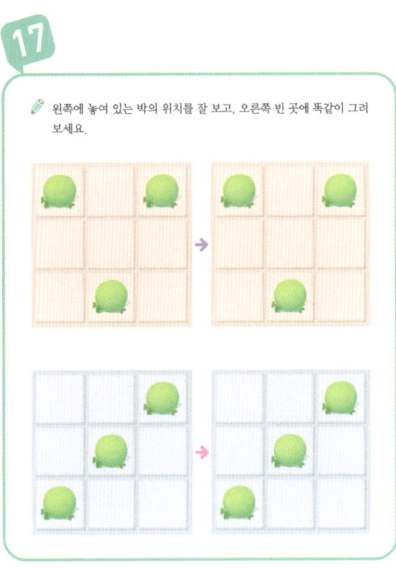

15 색칠 예시
귀뚜라미 우는 가을이 되자 제비들은 강남으로 떠날 채비를 하고, 흥부는 이별을 아쉬워했어요. 그 모습을 색칠해 보세요.

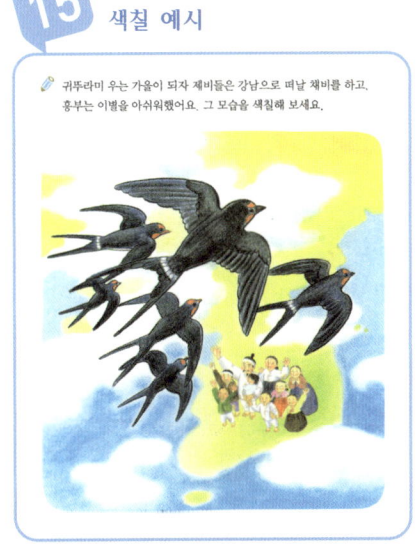

16
봄이 되어 제비는 박씨를 물고 흥부의 집으로 날아가 흥부 앞에 박씨를 떨어뜨렸어요. 제비가 날아가는 길을 선으로 연결해 보세요.

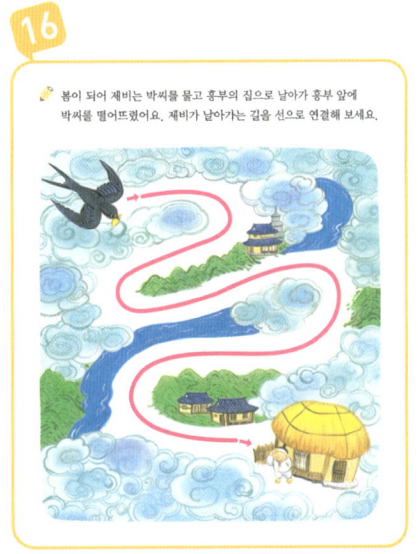

18 색칠 예시
흥부 내외는 박으로 음식이나 만들어 볼까 하여 박을 타기 시작했어요. 흥부 내외가 박타는 모습을 색칠하고, 한 소절씩 선창을 듣고 노래를 따라서 불러 보세요.

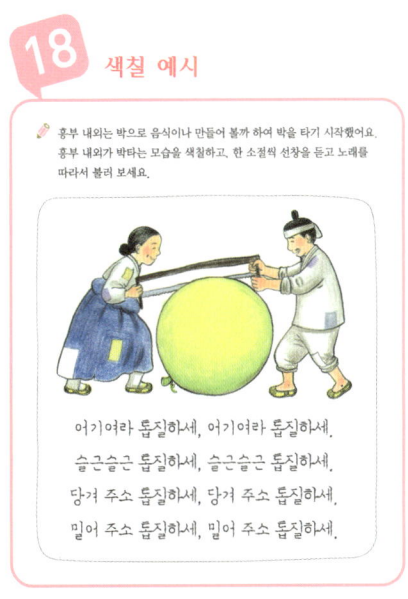

15
다양한 새들의 이름을 말하고, 빈칸에 알맞은 글자를 찾아 선으로 연결해 보세요.

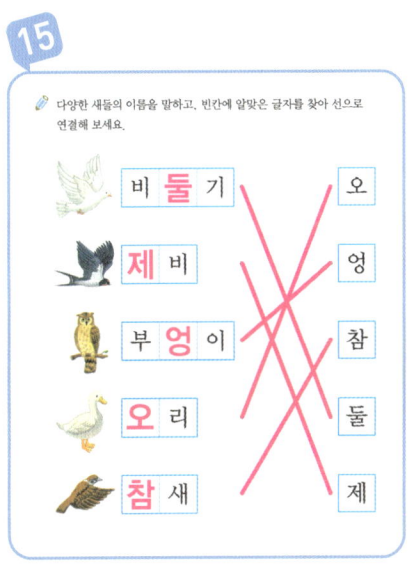

17 색칠 예시
흥부 내외는 제비가 물어다 준 박씨를 정성껏 심었어요. 곧 순이 자라고 넝쿨이 뻗어 나가더니 이윽고 커다란 박 세 통이 열렸어요. 그 모습을 색칠해 보세요.

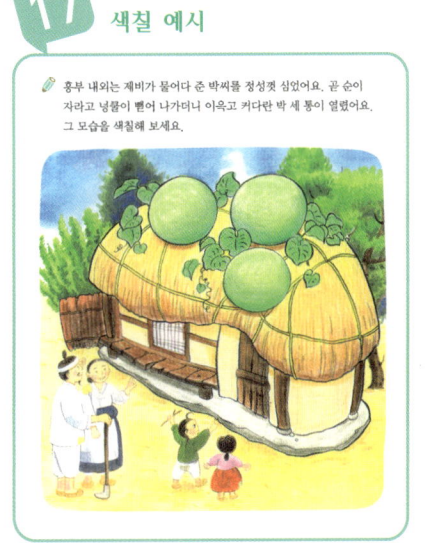

18
박의 크기가 큰 것부터 순서대로 빈칸에 숫자를 써 보세요.

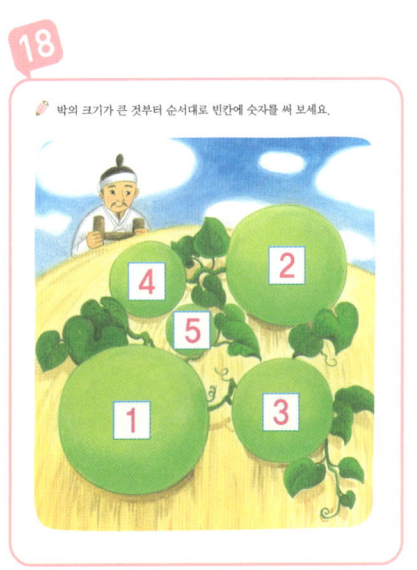

69

19 색칠 예시

🖍 흥부 내외가 '탁!' 하고 첫 번째 박을 타자, 그 속에서 쌀과 귀한 음식들, 그리고 돈이 쏟아져 나왔어요. 그 모습을 색칠해 보세요.

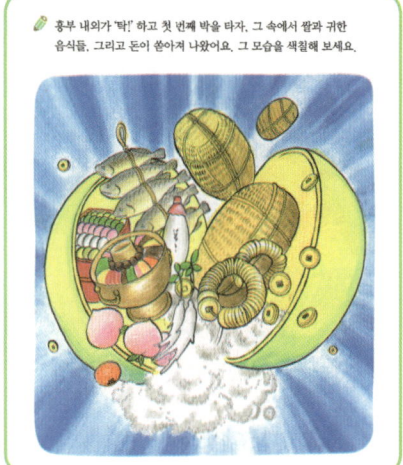

20

🖍 물건들이 놓여 있는 순서를 잘 보고, 빈칸에 각각 알맞은 모양을 그려 보세요.

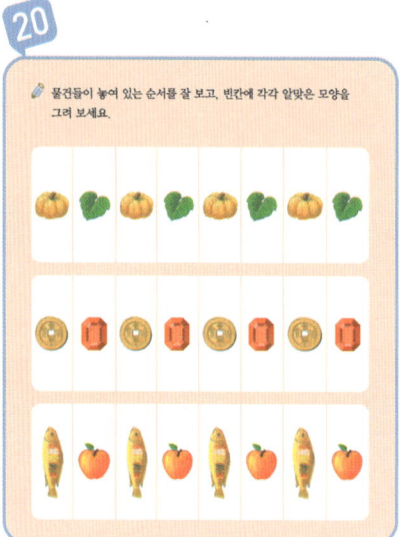

22 색칠 예시

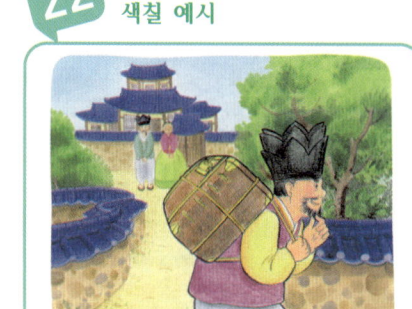

19

🖍 박 속에서 맛있는 떡이 나왔어요. 접시의 떡을 더해서 더 큰 접시에 그리고, 몇 개인지 빈칸에 숫자를 써 보세요.

21 색칠 예시

🖍 흥부의 박에서는 계속해서 온갖 귀한 것들이 쏟아져 나왔어요. 흥부의 박에서 나온 것들을 모두 골라 색칠해 보세요.

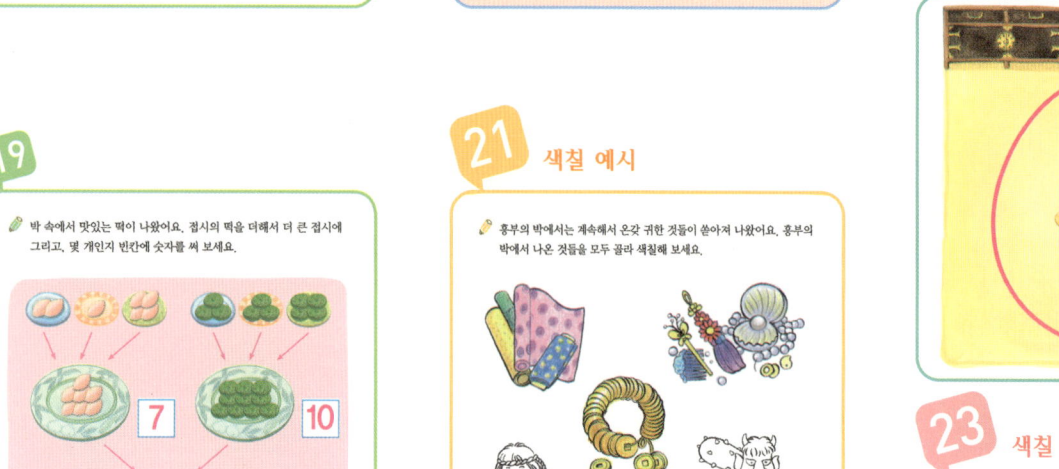

22

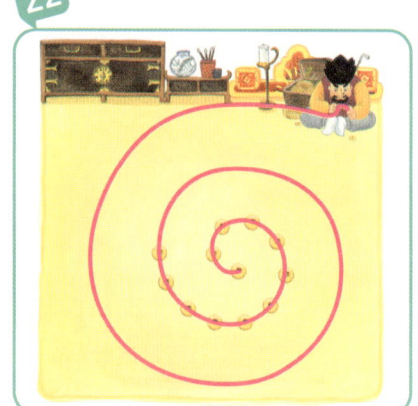

23 색칠 예시

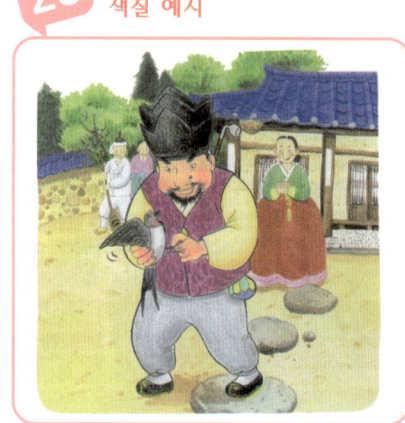

20 색칠 예시

🖍 흥부 내외가 '탁!' 하고 두 번째 박을 타자, 그 속에서 온갖 귀한 보물과 비단이 쏟아져 나왔어요. 그 모습을 색칠해 보세요.

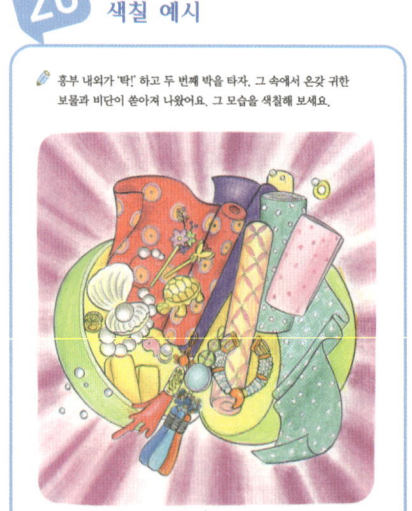

21

🖍 세 번째 박에서는 연장을 든 장인들이 나와 아흔아홉 칸 기와집을 뚝딱 짓고 사라졌어요. 아흔아홉 칸을 세면서 빈칸에 빠진 숫자를 써 보세요.

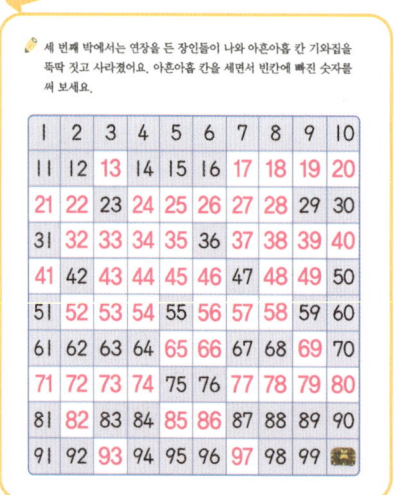

23

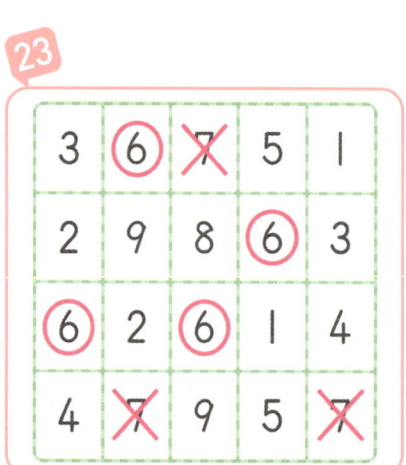

과 같이 큰 번호는 앞면을, 과 같이 작은 번호는 뒷면을 나타냅니다.

24 색칠 예시

놀부의 집에는 여섯 개의 커다란 박이 열렸어요. 큰 부자가 될 것을 기대하며 놀부가 첫 번째 박을 타자, 도둑과 걸인들이 쏟아져 나와 행패를 부리고 놀부의 재산을 빼앗았어요. 그 모습을 색칠해 보세요.

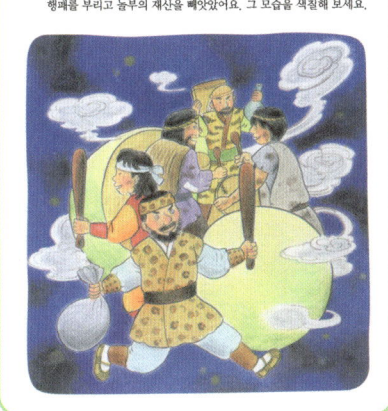

25 정답 예시

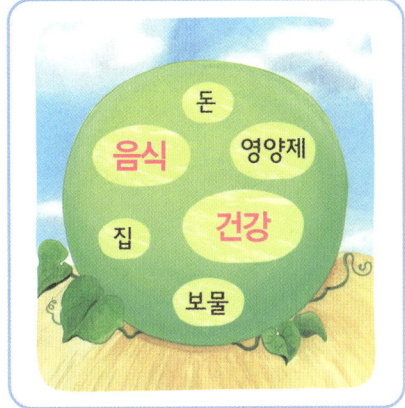
돈, 음식, 영양제, 집, 건강, 보물

27

아래의 내용이 맞으면 빈칸에 ○ 하고, 틀리면 × 해 보세요.
(※63쪽의 부록으로 '○'와 '×' 막대를 만들어 사용하세요.)

- 흥부와 놀부 중 흥부는 형입니다. ✗
- 놀부는 심술보가 하나 더 있어 오장칠부입니다. ○
- 흥부는 형 놀부에게 재산을 많이 받고 분가했습니다. ✗
- 흥부는 제비 다리를 고쳐 주었습니다. ○
- 강남 갔던 제비는 흥부에게 금덩어리를 물어다 주었습니다. ✗
- 흥부의 박에서는 금은보화가 쏟아졌습니다. ○
- 놀부의 박에서도 금은보화가 쏟아졌습니다. ✗
- 재산을 다 잃은 형 놀부를 흥부는 박대하였습니다. ✗

24

도둑과 걸인들은 놀부의 금고에서 돈을 가져갔어요. 줄어드는 돈을 세며 빈칸에 알맞은 숫자를 써 보세요.

10000	9000	**8000**	7000
6000	**5000**	4000	**3000**
2000	**1000**	0	

1000	**900**	800	700
600	500	**400**	300
200	**100**	0	

26 색칠 예시

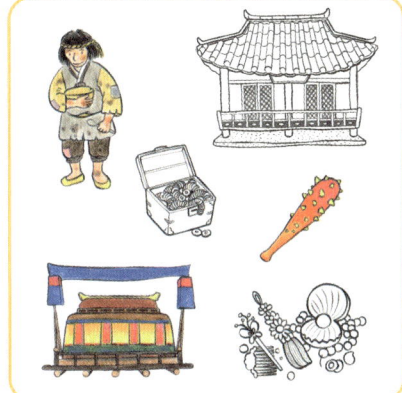

26

- 동냥은 안 주고 **쪽박** 만 깬다.
- 다 된 밥에 **재** 뿌리기.
- 광에서 **인심** 난다.
- 세 살 버릇 **여든** 간다.
- 사촌이 땅을 사면 **배** 가 아프다.
- 고생 끝에 **낙** 이 온다.

28 색칠 예시

흥부는 빈털터리가 된 놀부를 극진히 위로하며 자신의 재산을 반으로 나눠 주고 오래도록 우애 깊게 잘 살았어요. 그 모습을 색칠해 보세요.

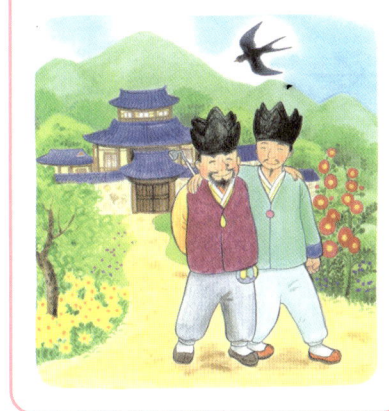

25 색칠 예시

놀부가 두 번째 박을 타자 커다란 상여가 나왔어요. 상복을 입은 사람들이 줄면서 뒤따라 나와 놀부의 집에 상여를 세우고 장사를 지내려 했어요. 그 모습을 색칠해 보세요.

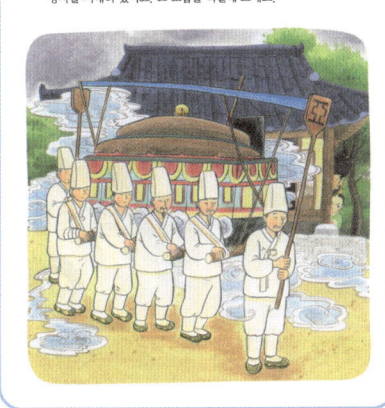

27

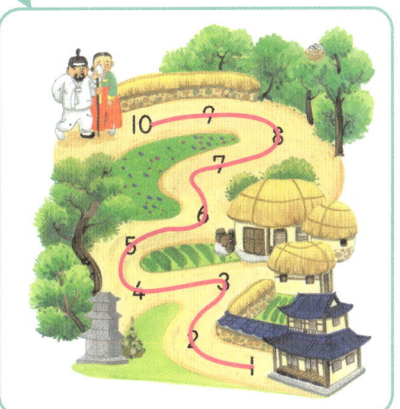

28

아래 물음에 알맞은 답을 말하고 빈칸에 써 보세요.

- 이야기에 나오는 형제의 이름은 무엇인가요? **흥부**, **놀부**
- 흥부에게 복을 준 새의 이름은 무엇인가요? **제비**
- 그 새가 겨울이 되어 날아간 곳은 어디인가요? **강남**
- 제비가 흥부에게 물어 온 것은 무엇인가요? **박씨**
- 흥부의 박 속에서는 무엇 무엇이 나왔나요? **보물**, **비단**, **쌀**
- 놀부의 박 속에서는 무엇 무엇이 나왔나요? **걸인**, **도둑**, **상여**

71

이야기와 함께하는 시니어 두뇌훈련 ❸

흥부전

2022년 4월 11일 인쇄 | 2022년 4월 18일 펴냄
지은이 신혜원 | **그림** 주성희 | **기획** (주)롱라이프그린케어 | **편집·디자인** 기탄교육연구소
펴낸이 안은자 | **펴낸곳** (주)기탄출판 | **주소** 06698 서울특별시 서초구 효령로 40 기탄출판센터
전화 (02)586-1007 | **팩스** (02)586-2337 | **홈페이지** www.gitan.co.kr

⚠ 책모서리에 다칠 수 있으니 주의하시기 바랍니다. 부주의로 인한 사고의 경우 책임을 지지 않습니다.

ⓒ2018 신혜원, (주)롱라이프그린케어. All rights reserved.
이 책의 무단 전재와 복제를 금합니다.